守护健康——北大护理健康科普系列丛书
丛书主编 侯淑肖 万巧琴

透析患者膳食案例分析与健康指导

主　编　王　颖
副主编　曹立云　苏春燕　梁俊卿　罗　莉
核心专家组成员（按姓名汉语拼音排序）
　　　　曹立云　崔　莉　甘良英　梁俊卿　芦丽霞　罗　莉
　　　　马迎春　孟　利　苏春燕　王　琰　王　颖　武　蓓
　　　　许　莹　于重燕　于海艳　赵慧萍　朱　丽　左　力
顾　问　左　力
编　委（按姓名汉语拼音排序）

曹立云（北京大学第一医院）	王红岩（北京大学第一医院）
陈欣欣（北京大学第三医院）	王妍卉（北京大学人民医院）
丁　珊（北京大学第一医院）	王　琰（北京大学人民医院）
何玉婷（北京大学人民医院）	王　颖（北京大学人民医院）
雷　娟（北京大学人民医院）	武　蓓（北京大学人民医院）
李新欣（北京大学人民医院）	许　莹（北京大学第一医院）
梁俊卿（北京大学人民医院）	张晓宇（北京大学第三医院）
刘丽茹（大理大学第一附属医院）	赵慧萍（北京大学人民医院）
罗　莉（北京大学国际医院）	赵敬娜（北京大学国际医院）
孟　利（北京大学第一医院）	周建浩（北京大学第一医院）
苏春燕（北京大学第三医院）	朱　丽（北京大学人民医院）

北京大学医学出版社

TOUXI HUANZHE SHANSHI ANLI FENXI YU JIANKANG ZHIDAO

图书在版编目（CIP）数据

透析患者膳食案例分析与健康指导 / 王颖主编 .
北京 : 北京大学医学出版社，2025.6. -- ISBN 978-7
-5659-3422-3

Ⅰ. R459.5；R247.1

中国国家版本馆 CIP 数据核字第 2025Q9J728 号

科技人才与平台计划 | 云南省左力专家工作站
项目编号：202305AF150203

透析患者膳食案例分析与健康指导

主　　编：	王　颖
出版发行：	北京大学医学出版社
地　　址：	（100191）北京市海淀区学院路 38 号　北京大学医学部院内
电　　话：	发行部 010-82802230；图书邮购 010-82802495
网　　址：	http://www.pumpress.com.cn
E - m a i l：	booksale@bjmu.edu.cn
印　　刷：	北京信彩瑞禾印刷厂
经　　销：	新华书店
责任编辑：赵　欣	责任校对：靳新强　　责任印制：李　啸
开　　本：	850 mm×1168 mm　1/16　　印张：9.5　　字数：274 千字
版　　次：	2025 年 6 月第 1 版　2025 年 6 月第 1 次印刷
书　　号：	ISBN 978-7-5659-3422-3
定　　价：	45.00 元

版权所有，违者必究

（凡属质量问题请与本社发行部联系退换）

本书由

北京大学医学出版基金资助出版

丛 书 序

人民健康是民族昌盛和国家富强的重要标志，健康中国行动是实施健康中国战略的"路线图"和"施工图"，不仅要从政府的角度提出政策措施，还要对社会和公众提出合理的健康建议，把健康中国战略的理念和要求融入公众日常生活的方方面面。为传递健康知识，普及健康生活方式，提升公众健康照顾技能，助推健康中国战略目标的实现，发挥一流医学院校服务社会的重要职能，以专业力量服务公众健康需求，由北京大学护理学院和各附属医院组成的护理专家团队在为社会大众提供专业护理服务的同时，致力于将健康科普带入千家万户，为人民健康保驾护航。把我们工作中积累的护理专业知识以科普的形式介绍给公众，帮助大家更好地认识健康和疾病，提升全民健康素养，共同构筑健康的第一道防线，是我们创作"守护健康——北大护理健康科普系列丛书"的初衷。

本丛书（第一辑）包含 8 个分册，涉及居民自我健康管理、常见慢病自我照护、心理健康自我管理、老年常见急症居家应急管理、肺康复指导、透析患者健康指导、关节置换术居家康复等方面，涵盖健康、亚健康和疾病康复期等不同阶段，读者可以根据自身需要进行选择。本丛书内容编排兼顾医学科普的科学性和通俗性，图文并茂，并附有演示视频，力求科学严谨又不失生动有趣，不仅传播健康照护知识，还非常注重内容的可操作性，读者可以随时将书中所学应用到实际生活当中，具有很强的实用性。

每个人都是自己健康的第一责任人，积极主动地获取健康信息，养成健康的生活方式，提升健康照护的能力，是居民健康素养的重要内容。希望社会公众通过本丛书的学习，不仅增加健康照护知识和技能，也减少因为不了解带来的焦虑，在维护自身和家人健康的过程中多一份淡定与智慧，更好地配合医护人员共同呵护健康。

本丛书也适合广大护理人员和护理专业学生阅读，对他们将来的临床工作会有很多的启发和帮助。

本丛书有幸得到 2023 年度北京大学医学出版基金及北京大学护理学院教材建设和研究项目的资助，从而得以顺利出版，在此表达我们诚挚的谢意！

祝愿每一个人都与健康常伴！

前言

人体的代谢产物绝大部分经肾滤过，随尿液排泄。健康肾每周可以清理体液 30 次左右。体内的代谢废物，不论大分子、中分子还是小分子，都可经过肾被充分清除。而维持性透析患者已丧失了肾功能，只能靠透析来清除体内的代谢废物，透析每周最多只能清理体液 2 次左右，其清理毒素的效率是健康肾的十几分之一。

由于以上原因，维持性透析患者必须严格控制饮食，避免过多的食物摄入和过多的代谢废物产生。但是过分严格的饮食控制，有可能导致营养不良，比如为了获得适当的蛋白质摄入量，就一定会伴随着钾、磷和嘌呤的摄入。如何选择合适的食物种类，既可以让膳食达到一个平衡的状态，通过透析能够维持钾、磷和嘌呤的合理水平，同时又得到了合理的蛋白质、能量和微量元素的供应？要达到饮食平衡状态并非易事。

《透析患者膳食案例分析与健康指导》是数家医院从事透析一线临床工作的优秀护理团队的作品。他们在日常工作中管理了很多案例，这些案例包括难以纠正的营养不良、难以纠正的高钾血症、难以纠正的高磷血症、难以纠正的高尿酸血症等，但经过饮食指导和管理都获得了良好的治疗效果。

本书的作者希望把自己经历的真实案例总结成书，以真实的案例分析透析患者饮食管理问题。

本书既适合肾内科医生和透析从业护士阅读，也适合接受血液净化治疗的透析患者阅读，希望他们能从中获益。

左力

目 录

第一章 透析患者低白蛋白血症的膳食案例分析及健康指导

第一节 一例血液透析患者低白蛋白血症的膳食分析及健康指导1 -001

第二节 一例血液透析患者低白蛋白血症的膳食分析及健康指导2 -010

第三节 一例腹膜透析患者低白蛋白血症的膳食分析及健康指导1 -017

第四节 一例腹膜透析患者低白蛋白血症的膳食分析及健康指导2 -026

小结 -035

第二章 透析患者高磷血症的膳食案例分析及健康指导

第一节 一例血液透析患者高磷血症的膳食分析及健康指导1 -037

第二节 一例血液透析患者高磷血症的膳食分析及健康指导2 -046

第三节 一例有残余肾功能的腹膜透析患者高磷血症的膳食分析及健康指导 -054

第四节 一例无残余肾功能的腹膜透析患者高磷血症的膳食分析及健康指导 -062

小结 -069

第三章 透析患者水、盐控制及膳食指导

第一节 一例血液透析患者透析间期体重增长控制分析及健康指导 -070

第二节 一例腹膜透析患者容量负荷过重的膳食分析及健康指导 -077

第三节 一例腹膜透析患者低血压的膳食分析及健康指导 -087

小结 -095

第四章 透析患者血钾异常的膳食案例分析及健康指导

第一节 一例血液透析患者高钾血症的膳食分析及健康指导1 -096

第二节 一例血液透析患者高钾血症的膳食分析及健康指导2 -103

第三节 一例腹膜透析患者低钾血症的膳食分析及健康指导 -110

第四节 一例腹膜透析患者高钾血症的膳食分析及健康指导 -117

小结 -124

第五章 透析患者高尿酸血症的膳食案例分析及健康指导

第一节 一例血液透析患者高尿酸血症的膳食分析及健康指导 −125

第二节 一例腹膜透析患者高尿酸血症的膳食分析及健康指导 −135

小结 −142

视频：营养评估—人体测量演示

视频：营养评估—3日膳食称重记录法演示

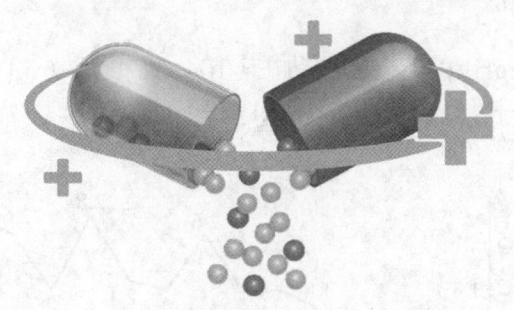

第一章

透析患者低白蛋白血症的膳食案例分析及健康指导

第一节 一例血液透析患者低白蛋白血症的膳食分析及健康指导 1

【摘要】本个案通过调查一位肥胖且伴有低白蛋白血症的维持性血液透析患者的饮食及生活习惯，结合营养评估，分析其存在的问题，提出改善方案。该患者透析龄 4 年，进行血液透析联合血液灌流、血液透析滤过治疗，透析充分性达标。患者的主要问题为低白蛋白血症伴高脂血症、高磷血症、高尿酸血症。调查发现该患者长期缺乏优质蛋白摄入并处于不运动的生活状态，对终末期肾病的饮食知识及运动知识缺乏。护士就低白蛋白血症的危害、如何增加饮食中蛋白质的摄入以及如何运动等相关知识进行指导，使患者低白蛋白血症有明显改善。

【关键词】血液透析；低白蛋白血症；饮食指导

一、病例简介

（一）现病史

患者女性，64 岁，于 20 年前（2003 年）出现血尿、蛋白尿，肌酐正常，肾穿刺提示轻度系膜增生性 IgA 肾病，2018 年实验室检查肌酐 140 μmol/L 左右，2019 年肌酐升至 1119 μmol/L，于 2019 年 6 月 2 日步行收入院并行首次血液透析治疗。

患者既往有高血压病史 20 年，长期口服氨氯地平、特拉唑嗪等药物，血压控制不佳，平素血压波动在（120～190）/（60～90）mmHg。否认药物及食物过敏史；首次透析至今未出现透析器及管路过敏反应。

患者的血管通路史：2019 年 5 月 31 日行左侧自体动静脉内瘘成形术，2019 年 6 月 2 日给予右侧颈内静脉临时置管并开始透析。于 2020 年 8 月 10 日首次使用左侧自体动静脉内瘘，于 2020 年 12 月 15 日拔除临时置管，至今未发生通路并发症。

（二）近 1 个月主诉及病情变化

1. 主诉：自 2023 年 3 月患流感后食欲不佳。
2. 近 1 个月（2023 年 3—4 月）透析前、后血压变化：血液透析治疗上机前波动在

（125～160）/（58～79）mmHg；下机后波动在（164～175）/（63～88）mmHg。

3. 近1个月（2023年3—4月）超滤量（图1-1-1）

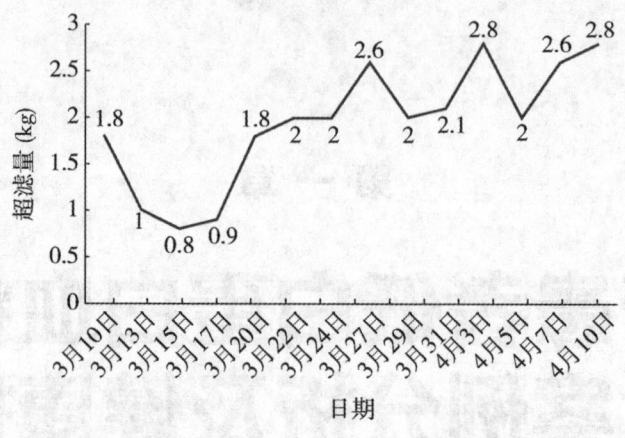

图1-1-1 2023年3—4月超滤量

4. 睡眠状态：患者睡眠不佳，入睡困难；通常10:00 pm—次日2:00 am睡眠，每晚时长约4 h；多梦、易醒，醒后精神尚可。

5. 二便情况：每日尿量300 ml。大便规律，1次/天，正常形态。

（三）体格检查

体温36.5℃，脉搏73次/分，呼吸18次/分，血压143/68 mmHg，身高157 cm，体重71 kg。神清语利，无腹水，颜面部及双下肢无水肿。

血管通路物理检查 视诊：皮肤完整性良好；血管走行不清晰，无红肿、破损、硬结及皮疹表现。触诊：双手皮温正常，吻合口及瘘体震颤良好，穿刺区域血管弹性良好。听诊：可闻及内瘘血管杂音弥漫、连续、低调、收缩期/舒张期均存在。举臂试验（－），搏动增强试验（－）。

（四）近3个月实验室检查（表1-1-1，表1-1-2）

表1-1-1 2023年2—4月实验室指标

日期	血红蛋白（g/L）	白蛋白（g/L）	甘油三酯（mmol/L）	总胆固醇（mmol/L）	高密度脂蛋白胆固醇（mmol/L）	低密度脂蛋白胆固醇（mmol/L）	校正钙（mmol/L）	磷（mmol/L）
1月9日	108↓	33.7↓	1.79↑	3.62	1.09	2.08	2.31	1.53↑
2月13日	116	34.3↓	—	—	—	—	2.17	1.20
3月22日	121	35.2↓	2.29↑	3.29	1.15	1.54	2.52↑	2.21↑↑

日期	钾（mmol/L）	尿酸（μmol/L）	T-CO₂（mmol/L）	CRP（mg/L）	iPTH（pg/ml）	Kt/V	URR（%）	铁蛋白（ng/ml）	转铁蛋白饱和度（%）
1月9日	3.82	449↑	—	—	190.8↑	1.49	72.915	—	—
2月13日	3.89	285	26.3	—	—	—	—	—	—
3月22日	4.4	240	21.6↓	11.3↑	118.9↓	1.5	72.762	866.8↑	14.109↓

注：T-CO$_2$：总二氧化碳；CRP：C反应蛋白；iPTH：全段甲状旁腺激素；Kt/V：周尿素清除指数；URR：尿素下降率。

（五）辅助检查

1. 超声心动检查：左室壁运动弥漫性减低，升主动脉增宽，左房、左室扩大，主动脉瓣少量反流，左室舒张及收缩功能减退。射血分数42.2%，左房前后径4.4 cm。

2. 双手X线检查：双手退行性改变，左桡骨旁软组织结节，内见少许点状钙化。

（六）诊断

慢性肾病5期
  轻度系膜增生性IgA肾病
  维持性血液透析
  低白蛋白血症
  肾性贫血
  肾性高血压
  高磷血症
  继发性甲状旁腺功能亢进
  高尿酸血症
高脂血症
肥胖症

（七）透析治疗方案

规律透析：HD：2次/周；HDF：1次/周；HP+HD：1次/2周，血流速度250 ml/min，透析液流速500 ml/min；透析液处方：钠138 mmol/L、钙3.0 mmol/L、钾1.5 mmol/L、碳酸氢根35 mmol/L。抗凝方案：依诺肝素4000 IU HD治疗时静脉注射、依诺肝素6000 IU HDF治疗时静脉注射；静脉药物：左卡尼汀1.0 g透析后静脉注射；促红细胞生成素4000 IU透析后，1次/周；蔗糖铁0.1 g+0.9%氯化钠注射液100 ml透析时静脉输液，1次/月。口服药物见表1-1-2。

表1-1-2 患者口服药物列表

药物作用	名称	剂量	用法
降压	沙库巴曲缬沙坦钠片	25 mg	非透析日早一次
纠正贫血	叶酸片	0.4 mg	1次/日
纠正矿物质、骨代谢紊乱	碳酸司维拉姆片 盐酸西那卡塞片 维生素D_3胶囊	3.2 g 25 mg 5000 U	2次/日 1次/隔日 1次/周
纠正酸中毒	碳酸氢钠片	1 g	3次/日
纠正尿酸	非布司他片	80 mg	1次/隔2日
调节血脂	阿托伐他汀钙片 非诺贝特胶囊 多烯酸乙酯软胶囊	20 mg 200 mg 500 mg	1次/日 1次/日 3次/日
补充甲状腺激素	左甲状腺素钠片	50 μg	1次/日

二、营养评估

（一）人体测量

身高157 cm，体重71.2 kg，体质指数（body mass index，BMI）28.8 kg/m²（肥胖），上臂围39 cm（正常），肱三头肌皮褶厚度31 mm（肥胖），上臂肌围29.27 cm（正常），握力19.1 kg（正常）。

（二）营养评分

主观综合营养评分（subjective global assessment，SGA）：A（图1-1-2）。

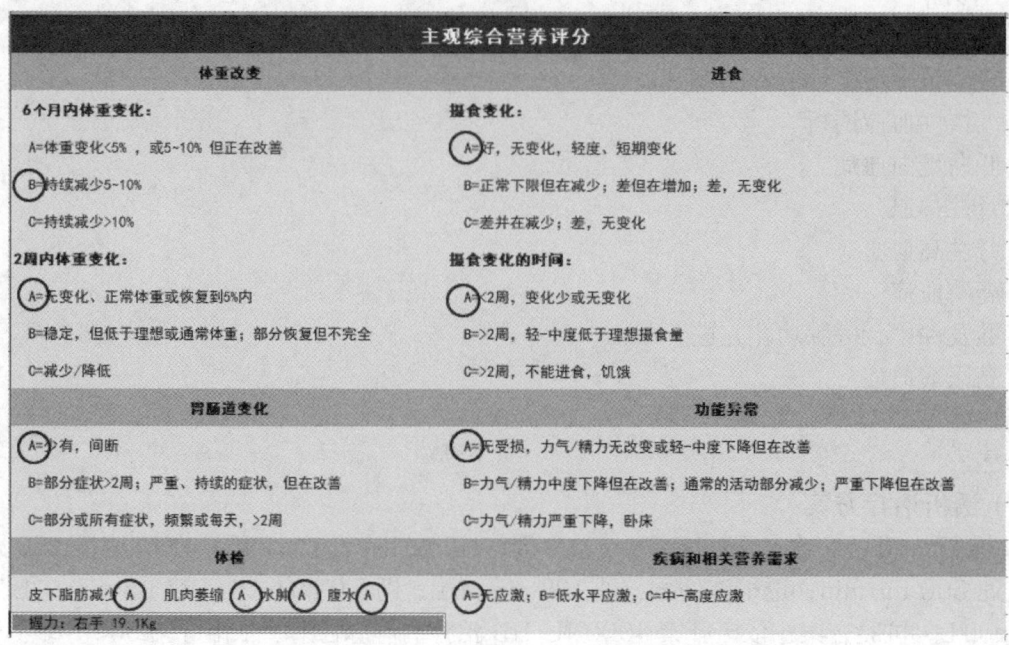

图1-1-2　患者主观综合营养评分（截图）

（三）膳食调查

1. 2023年3月检验前，对患者进行了3日膳食称重调查（表1-1-3）。

表1-1-3　2023年3月患者3日膳食称重记录单

第1天（透析日）		第2天（非透析日）		第3天（周末）	
食物	食物的量（g）	食物	食物的量（g）	食物	食物的量（g）
早餐		早餐		早餐	
蛋清	76			蛋清	76
小笼包（鲜肉）				西梅汁	76
面粉	50				
猪肉馅	50				
话梅糖	43				
水	150				
午餐		午餐		午餐	
水饺（韭菜鸡蛋馅）		西瓜	395	馒头	103
面粉	150	杏仁露饮料	240	西瓜	103
鸡蛋	40			炒肥牛	
韭菜	100			肥牛	130
				葱	23
杏仁露饮料	240			水	200

（续表）

第1天（透析日）		第2天（非透析日）		第3天（周末）	
食物	食物的量（g）	食物	食物的量（g）	食物	食物的量（g）
晚餐		晚餐		晚餐	
葱花饼		馒头	69	苏打饼干	42
面粉	70				
葱花	19				
水	200	杏仁露饮料	240	水	100
油脂：15 g　盐：5 g　酱油：5 ml		油脂：0 g　盐：0 g　酱油：0 ml		油脂：20 g　盐：3 g　酱油：5 ml	

以下由医师/护士计算后填写：

第1天				
能量 1507.61 kcal	蛋白质 51.39 g	优质蛋白 20.74 g	碳水化合物 237.57 g	脂肪 42.34 g
钙 166.25 mg	磷 683.41 mg	钾 1039.41 mg	钠 2582.81 mg	水 870.85 ml
第2天				
能量 463.38 kcal	蛋白质 10.08 g	优质蛋白 0 g	碳水化合物 88 g	脂肪 84 g
钙 57.82 mg	磷 109.38 mg	钾 38.87 mg	钠 1504.96 mg	水 879 ml
第3天				
能量 870.45 kcal	蛋白质 46.97 g	优质蛋白 34.69 g	碳水化合物 100.58 g	脂肪 32.16 g
钙 127.81 mg	磷 410.46 mg	钾 699.16 mg	钠 1916.85 mg	水 702.81 ml

注：食谱计算采用开同食谱计算器。

2. 食物频率/数调查：主食以米、面为主，饮食结构中优质蛋白食物摄入不足，例如缺乏畜禽肉、奶类等动物性食物及大豆类制品，食用加工类食品如饮料、糖果、饼干较多（表1-1-4）。

表1-1-4　食物频率/数调查

食物种类	食用次数（/周）				
	0次	1次	2～3次	4～6次	7次及以上
谷薯类				√	
杂豆类	√				
蔬菜类		√			
菌藻类	√				
水果类			√		
蛋类			√		
水产品	√				
畜禽肉			√		
动物肝	√				
血制品	√				

(续表)

食物种类	食用次数（/周）				
	0次	1次	2~3次	4~6次	7次及以上
大豆制品	√				
坚果	√				
奶及奶制品	√				
油炸、烧烤食品	√				
零食			√		
饮料				√	

三、日常活动量评估

处于不运动的生活状态，日常步数平均200步。

四、心理、跌倒评估

焦虑自评量表（self-rating anxiety scale，SAS）：38分（正常范围）。抑郁自评量表（self-rating depression scale，SDS）：47分（轻度抑郁）。

五、现存健康问题

1. 营养失调：患者少食，不运动，膳食营养素摄入不平衡，蛋白质及热量摄入低于机体需要量，同时存在高磷血症及高尿酸血症。

2. 知识缺乏：知道自己的疾病及部分诊断，但对自我健康管理知识缺乏，如不了解低白蛋白血症的危害、不运动的危害、如何调整饮食摄入改善营养状况以及科学控制体重。

3. 抑郁：患者患病后食欲减退，处于不运动状态，情绪低落，对任何事物都没有兴趣。

六、营养评估分析

1. 人体测量：多项指标符合肥胖诊断，透析间期体重增长＜干体重的5%。

2. SGA问卷调查：营养状况良好。

3. 膳食调查：患者长期食欲缺乏，主诉不喜欢吃肉，存在能量摄入不足，以透析次日最为明显，全天卧床，没有进食正餐，能量摄入严重不足。在此基础上，喜欢食用小零食、饮料等加工类食品，包括糖果、饼干等。加工类食品能够方便、快捷地起到升高血糖的作用，虽然为机体提供一定的热量，但其中缺乏优质蛋白，且含无机磷、钠成分较高。此外，调查发现蔬菜、水果类摄入同样低于推荐量。

4. 实验室检查：低白蛋白血症、高脂血症、高磷血症、高尿酸血症。

5. 蛋白质-能量消耗（protein-energy wasting，PEW）分析：PEW是指由于机体摄入不足、需要增加或营养额外丢失，从而引起体内蛋白质和能量储备下降，不能满足机体的代谢需求，进而引起的一种营养缺乏状态。

该患者属于临界状态：①血清白蛋白＜38 g/L；②能量摄入不足［＜25 kcal/（kg·d）（＞2个月）］及蛋白质摄入不足［＜0.8 g/（kg·d）（＞2个月）］；③无体重丢失；④无肌肉量丢失及上臂肌围减小。

七、健康指导

指导患者认识总蛋白、白蛋白等相关实验室检查的目标值，着重强调低白蛋白血症的危害以及营养不良对透析患者预后的不良影响。指导患者增加能量和蛋白质的摄入，避免 PEW。

1. 标准体重：[157（cm）－ 100] ×0.9（kg）－ 2.5（kg）≈ 50 kg（女）。

2. 推荐能量摄入维持在 35 kcal/（kg · d），根据患者的活动量、饮食史、合并疾病及应激状况进行调整，推荐每日能量摄入 1750±kcal。

3. 推荐蛋白质摄入量：1.2 g/（kg · d），50 kg×1.2 ＝ 60 g/d，其中至少 50% 来自优质蛋白（图 1-1-3），约＞ 30 g/d（4～5 份）。

4. 指导患者如何应用食品交换份：计算每日所需以食物蛋白质为基础的交换份份数，依据中国肾病食品交换份计算（图 1-1-4）。其中，谷薯类（即主食等）5 份（约含蛋白质 20 g），叶类 / 瓜类蔬菜各 250 g（4～5 g 蛋白质），水果 1 份、200 g（0～1 g 蛋白质），肉、蛋、奶、大豆类 4～5 份（28～35 g 蛋白质），油脂类 3 份（0 g 蛋白质）。

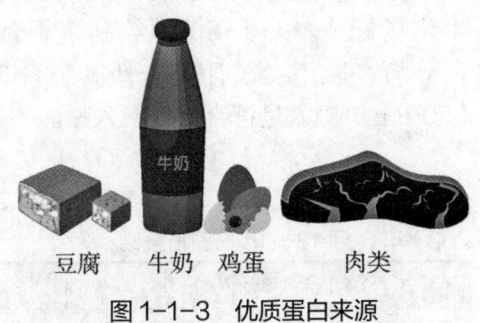

图 1-1-3 优质蛋白来源

0~1g	油脂类 (10 g,90 kcal)	瓜果蔬菜 (200 g,50~90 kcal)	淀粉类 (50 g,180 kcal)
4g	坚果类 (20 g,90 kcal)	谷/薯类 (50 g/200 g,180 kcal)	绿叶蔬菜 (250 g,50 kcal)
7g	肉蛋类 (50 g,90 kcal)	豆类 (35 g,90 kcal)	低脂奶类 (240 g,90 kcal)

图 1-1-4 中国肾病食品交换份

5. 脂肪供能比 30%，其中饱和脂肪酸不超过 10%，反式脂肪酸不超过 1%。可适当提高 n-3 脂肪酸和单不饱和脂肪酸摄入量。

6. 加强对高磷、高嘌呤食物的认识，减少、戒除饮料等加工类食品摄入。

7. 平衡膳食的原则：患者存在一定的减肥误区，避免非透析日不进食状态，指导患者在保证热量充足的前提下，减少油脂类、饮料、零食的摄入，减少外出就餐的频率。在蛋白质摄入适宜的同时，保证充足的能量摄入，以防止营养不良的发生。选择多样化、营养合理的食物。

8. 运动指导：运动康复可以改善慢性肾病（chronic kidney disease，CKD）患者的营养状态，运动训练可以通过增加 CKD 患者肌肉蛋白的合成，减少肌肉蛋白的降解，减轻 CKD 患者机体炎症状态，改善胰岛素抵抗和性激素水平等，增加 CKD 患者的肌肉容积和肌力。

该患者一般情况良好，暂时未进行心肺功能评估，指导患者每次运动前测量生命体征。运动前评估血压、心率。如果出现血压＞ 180/100 mmHg 或＜ 90/60 mmHg，心率＞ 100 次 / 分，体重增长过多，虚弱无力，则避免运动。

（1）运动训练的原则：早期、渐进、维持、综合。

（2）运动频率：起始 2 次 / 周，以后加至 3～5 次 / 周。

（3）运动强度：循序渐进，以出现轻度气喘、疲乏及出汗为运动充分的标准。运动后进行主观疲劳评分，建议 11～13 分。

（4）运动类型：起始阶段以增加日常活动步数（步行）为主，根据患者实施及耐受情况进一步指导透析间期的运动处方。

（5）运动时间：开始阶段增加每日活动步数，从目前的 200 步循序渐进地增加到 4000 步，增加日常活动量，慢走保证≥ 4000 步/天，有助于增加食欲，改善睡眠质量，根据患者耐受情况拟定下一阶段活动计划。

八、效果评价

对患者进行健康宣教后 2 个月，再次进行了 3 日膳食称重记录（表 1-1-5），同时复查了血生化指标（表 1-1-6）并绘制了干预前后白蛋白的情况曲线图（图 1-1-5）。通过患者 3 日饮食分析，应用食谱计算器计算患者 3 日膳食热量（1500±kcal）、蛋白质（80±g）、优质蛋白（50%±）摄入量符合推荐摄入量。

表 1-1-5　2023 年 5 月患者 3 日膳食称重记录单

2023 年 5 月 13—15 日三日食谱

第 1 天（非透析日）		第 2 天（周末）		第 3 天（透析日）	
食物	食物的量（g）	食物	食物的量（g）	食物	食物的量（g）
早餐		早餐		早餐	
鸡蛋白	85	馒头	53	鸡蛋白	82
牛奶	240	酱牛肉	50	猪肉大葱包子	25
水饺（韭菜鸡蛋）		水饺（韭菜鸡蛋）		面粉	100
面粉	35	面粉	20	猪肉	100
韭菜	15	韭菜	6	大葱	30
鸡蛋	10	鸡蛋	4		
		香肠	75		
午餐		午餐		午餐	
雪菜粉条包子		肥牛	100	馒头	106
面粉	170	猪肚	100	香肠	81
雪菜	60	鸡蛋	30	酱牛肉	83
粉条	10	生菜	100	肉丸子	54
香肠	84	西瓜	75	豆角	29
酱牛肉	75			粉丝	17
晚餐		晚餐		晚餐	
桃子	115	杨梅	115	杨梅	85
橘子	126	水	300	水	300
水	300				
油脂：20 g　盐：5 g　酱油：10 ml		油脂：10 g　盐：5 g　酱油：5 ml		油脂：10 g　盐：5 g　酱油：10 ml	

（续表）

以下由医师/护士计算后填写：				
第1天				
能量 1675.29 kcal	蛋白质 80.32 g	优质蛋白 51.21 g	碳水化合物 217.13 g	脂肪 57.26 g
钙 1130.31 mg	磷 809.72 mg	钾 2102.4 mg	钠 4881 mg	水 1242 ml
第2天				
能量 1073.23 kcal	蛋白质 79.12 g	优质蛋白 64.47 g	碳水化合物 91.2 g	脂肪 45.12 g
钙 280.69 mg	磷 689.96 mg	钾 1272.19 mg	钠 4140.43 mg	水 892 ml
第3天				
能量 1801.56 kcal	蛋白质 84.84 g	优质蛋白 64.5 g	碳水化合物 165.38 g	脂肪 90.66 g
钙 162.28 mg	磷 728.95 mg	钾 1187.19 mg	钠 4484 mg	水 721 ml

注：食谱计算采用开同食谱计算器。

表1-1-6 健康教育前后患者血生化指标对比

日期	总蛋白（g/L）	白蛋白（g/L）	校正钙（mmol/L）	磷（mmol/L）	钾（mmol/L）	尿酸（μmol/L）	iPTH（pg/ml）
1月9日	61.9↓	33.7↓	2.31	1.53↑	3.82	449↑	190.8↑
2月13日	60.7↓	34.3↓	2.17	1.20	3.89	285	—
3月22日	67.1	35.2↓	2.52↑	2.21↑↑	4.4	240	118.9
4月17日	62.2↓	36.0↓	2.20	1.94↑↑	4.74	410↑	202.9
5月15日	64.5↓	37.4↓	2.42↑	1.54↑	4.35	345	182.4

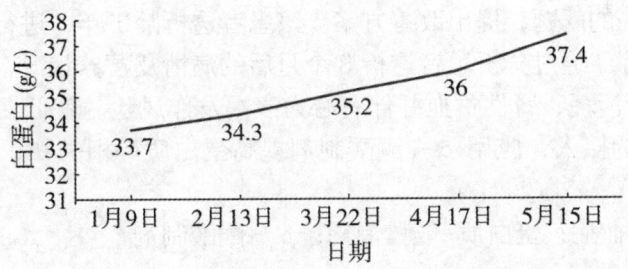

图1-1-5 健康教育前、后患者白蛋白对比

九、护理体会

本案例中，护理人员从宣教低白蛋白血症的危害入手，反复强化增加食物中优质蛋白的摄入、改善不运动状态等几个关键的健康知识要点，促使患者改善自身行为及饮食习惯。帮助患者分析低白蛋白血症的主要原因：①缺乏对疾病以及疾病相关危害的认知；②偏好素食，不喜食畜肉、禽肉、水产品等动物性食物；③平日卧床状态，仅以零食、饮料补给热量，缺乏对加工类食品的认识；④患者少食、不运动，营养素摄入不平衡。根据以上分析，首先向患者详细讲解白蛋白的正常值及低白蛋白血症的危害，发放了食物营养成分表，指导应用食品交换份平衡膳食。为患者制定了详细

的饮食摄入方案，鼓励患者增加肉、蛋、奶等优质蛋白的摄入。患者体型肥胖，在保证热量充足的前提下，应减少油脂类摄入量以及含反式脂肪酸的食物。增加日常活动量有助于增加食欲，改善睡眠质量。以上内容均由营养护士一对一指导患者，每次透析日强调重点，听取患者反馈，改善实践情况。通过护理人员和患者的共同努力，2个月后白蛋白水平得到了提升，通过自身行为的改变，也改变了患者抑郁的心境。在该案例中还有很多本章没有解释的健康问题，例如高磷血症、高尿酸血症，参见其他章节介绍。

【参考文献】

[1] 彭蓉. 慢性肾脏病蛋白能量消耗发生机制及干预进展. 国际泌尿系统杂志, 2017, 37(3): 471-474.
[2] WS/T 557—2017 慢性肾脏病患者膳食指导.
[3] 王玲, 袁伟杰. 慢性肾脏病患者蛋白-能量消耗发生机制及干预的研究进展. 中华肾病研究电子杂志, 2014, 3(4): 41-45.
[4] 田园青, 宁华英, 张悦凤. 血液透析患者蛋白质能量消耗的诊断及评估方法研究进展. 国际移植与血液净化杂志, 2018, 16(1): 5-7.
[5] Chan D, Cheema B S. Progressive resistance training in end-stage renal disease: systematic review. Am J Nephrol, 2016, 44(1): 32-45.
[6] 马迎春. 我国成人慢性肾脏病患者运动康复的专家共识. 中华肾脏病杂志, 2019, 35(7): 537-543.

（雷娟 王颖）

第二节 一例血液透析患者低白蛋白血症的膳食分析及健康指导2

【摘要】本个案通过调查一位低白蛋白血症伴肾性贫血患者的饮食及相关营养评估，结合实验室检查指标，分析其存在的问题，提出改善方案。该患者透析龄1年，进行血液透析、血液透析滤过治疗，透析充分性达标。通过分析患者透析3个月后的病情及营养状况，明确其主要问题为低白蛋白血症、蛋白质-能量消耗、肾性贫血并伴有心力衰竭发作风险。就低白蛋白血症、肾性贫血的危害，如何提高蛋白质的摄入，应用α-酮酸制剂提高蛋白质等相关知识进行指导，使患者低白蛋白血症有明显改善。

【关键词】低白蛋白血症；蛋白质-能量消耗；α-酮酸制剂

一、病例简介

（一）现病史

患者女性，48岁，17年前（2006年）孕检时发现尿蛋白+++，血压120/80 mmHg，服用贝那普利及中药治疗。2020年8月出现恶心、活动后心悸，夜间不能平卧。急诊检查：血肌酐2291 μmol/L、尿素58.1 mmol/L、血钾6.49 mmol/L、NT-proBNP（N-末端B型利钠肽）35000 ng/L、血红蛋白76 g/L。于2020年8月27日轮椅收入院。患者睡眠、饮食、精神欠佳，近半年体重下降约8 kg。

既往史：否认药物及食物过敏史；首次透析至今未出现透析器及管路过敏反应。

血管通路史：2020年8月25日右颈内静脉长期插管，2021年2月1日行左侧自体动静脉内瘘成形术，启用时间为2021年4月1日，至今无血管通路并发症。

（二）近1个月主诉及病情变化

1. 主诉：双下肢水肿，伴尿量减少，500～600 ml/d，活动后心悸，恶心，食欲下降，睡眠质量差，夜间不能平卧。
2. 近1个月（2020年9月）透析前、后血压变化：血液透析治疗上机前波动在（130～158）/（70～88）mmHg，下机后波动在（163～179）/（83～97）mmHg。
3. 近1个月（2020年9月）超滤量波动在1.3～2.4 kg。
4. 睡眠状态：睡眠质量差，夜间不能平卧。
5. 二便情况：尿量减少，500～600 ml/d，色淡黄。大便规律，1次/天，正常形态。

（三）体格检查

体温36.7℃，血压120/90 mmHg，脉搏175次/分（房性心动过速），呼吸21次/分，身高168 cm，体重49.7 kg。慢性病容，贫血貌，呼吸急促，双下肺呼吸音低。双下肢可凹性水肿（2020年9月）。

（四）近3个月实验室检查（表1-2-1）

表1-2-1 患者2020年8—10月血生化指标

日期	血红蛋白（g/L）	白蛋白（g/L）	甘油三酯（mmol/L）	胆固醇（mmol/L）	高密度脂蛋白胆固醇（mmol/L）	低密度脂蛋白胆固醇（mmol/L）	校正钙（mmol/L）	磷（mmol/L）
8月27日	76↓	32.8↓	—	—	—	—	2.01↓	1.5↑
9月14日	76↓	34.0↓	1.13	2.64↓	0.85↓	1.13	2.08↓	0.26↓
10月19日	78↓	35.8↓	1.02	2.82↓	1.00↓	0.98↓	2.33	0.52↓

日期	钾（mmol/L）	尿酸（μmol/L）	T-CO$_2$（mmol/L）	CRP（mg/L）	iPTH（pg/ml）	Kt/V	URR（%）	铁蛋白（ng/ml）	转铁蛋白饱和度（%）
8月27日	5.11	545↑	—	—	706.37↑	1.55	77.962	198.4↓	35.124
9月14日	4.65	239	—	—	399.32↑	1.34	77.303	—	—
10月19日	4.48	212	—	0.8	90.77↓	1.67	75.955	56.6↓	26.61

注：T-CO$_2$：总二氧化碳；CRP：C反应蛋白；iPTH：全段甲状旁腺激素；Kt/V：周尿素清除指数；URR：尿素下降率。

（五）辅助检查

1. 超声心动检查提示：肺动脉内径增宽，主动脉根部增宽，左房、左室扩大；左室壁弥漫性运动减低。
2. 其他影像学检查：腹部B超示双肾萎缩，左肾囊肿。

（六）诊断

慢性肾病5期
  慢性肾小球肾炎
  维持性血液透析
  肾性贫血
  低白蛋白血症
  低钙血症
  继发性甲状旁腺功能亢进
心肾综合征
  房性心动过速
  慢性心力衰竭

（七）透析治疗方案

规律透析：HD：2 次 / 周；HDF：1 次 / 周，血流速度：280 ml/min，透析液流速 500 ml/min；透析液处方：钠 138 mmol/L、钙 1.5 mmol/L、钾 2.0 mmol/L、碳酸氢根 35 mmol/L；抗凝方案：低分子肝素钙 4000 U 透析时静脉注射；静脉药物：左卡尼汀 1.0 g 透析后静脉注射，3 次 / 周；促红细胞生成素 4000 U 透析后，2 次 / 周。静脉输注：蔗糖铁 0.1 g＋0.9% 氯化钠注射液 100 ml，静脉输液，1 次 / 周。口服药物见表 1-2-2。

表 1-2-2　患者口服药物列表

药物作用	名称	剂量	用法
纠正骨代谢紊乱	碳酸钙 骨化三醇	1.2 g 0.5 μg	3 次 / 日 3 次 / 周
纠正酸中毒	碳酸氢钠	1 g	3 次 / 日
抗心力衰竭	呋塞米 沙库巴曲缬沙坦钠美 美托洛尔缓释片	40 mg 25 mg 12.5 mg	非透析日 2 次 / 天 2 次 / 天
控制血压	硝苯地平控释片 盐酸阿罗洛尔片	30 mg 10 mg	1 次 / 天 2 次 / 天
纠正贫血	叶酸 罗沙司他	0.4 mg 100 mg	3 次 / 天 3 次 / 周
改善营养不良	复方 α- 酮酸片	2.52 g	3 次 / 天

二、营养评估

（一）人体测量（2020 年 11 月 9 日）

基线期：身高 168 cm，体重 49.7 kg，体质指数（BMI）17.6 kg/m^2（消瘦）；上臂围 21 cm（轻度减少）；肱三头肌皮褶厚度 8 mm（皮下脂肪重度减少）；上臂肌围 18.48 cm（肌肉量中度减少）；握力 16.8 kg（肌肉力量中度减少）。

（二）营养评分

主观综合营养评分（SGA）：轻-中度营养不良 B（图 1-2-1）。

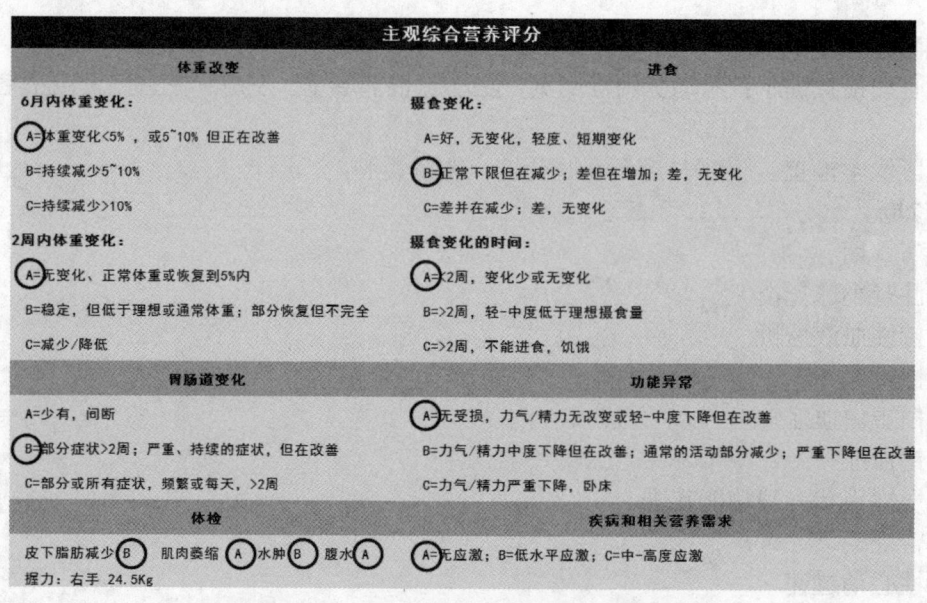

图 1-2-1　患者主观综合营养评分（截图）

（三）膳食调查（2020年11月2日）

根据24小时膳食回顾调查，依据中国肾病食品交换份，估算摄入谷薯类2份、水果类0.3份、瓜类0份、绿叶类0份、肉蛋奶及大豆类6~7份、油脂类1~2份（表1-2-3）。

表1-2-3　患者24小时膳食回顾调查

餐次	食品名称	原料重量（g）	酒、水、饮料（ml）	进餐地点
早餐	鸡蛋清	25		家中
	小米粥	小米：20 水：80	牛奶+水 240	家中
加餐	牛肉（3片）	25		
中餐	素面	80		餐馆
	鸡蛋，白菜，黄瓜	25，10，10	水 150	家中
加餐	苹果/梨/香蕉	30		家中
晚餐	罗非鱼（半条）	200		家中
	豆腐	80		家中
	牛肉（3片）	25	蔬果汁+水 150	家中
加餐	荔枝/苹果/密瓜/梨	37		家中
零食	山楂卷/话梅糖	5		

三、心理评估

焦虑自评量表（SAS）24分（正常），抑郁自评量表（SDS）32分（正常）。

四、跌倒风险评估

Morse评分：25分（跌倒低度风险）。

五、健康教育问题

1. 知识缺乏：知道自己的疾病及部分诊断，但对自我健康管理知识极度缺乏，如不知晓什么是蛋白质-能量消耗、食欲不佳如何优化蛋白质摄入、什么是α-酮酸制剂及营养补充剂、规律服用药物的重要性。

2. 营养评估分析

（1）人体测量：进入透析后3个月随脱水利尿治疗，干体重稳定在49.7 kg，BMI 17.6 kg/m^2（消瘦），肌肉质量、肌肉力量、皮下脂肪评价均存在不同程度减少。

（2）问卷调查：轻-中度营养不良。

（3）膳食调查：饮食复述不详，食欲恢复中，但未恢复正常饮食结构，除优质蛋白外，碳水化合物、油脂类摄入低于推荐量，绿叶及瓜类蔬菜摄入几乎为0 g，多种水果切成薄片摄入量较少，推算能量摄入严重不足。

（4）实验室检查：低白蛋白血症、贫血、高钾血症、钙磷代谢紊乱、高尿酸血症等。

（5）蛋白质-能量消耗（PEW）：PEW是指由于机体摄入不足、需要增加或营养额外丢失，从而引起体内蛋白质和能量储备下降，不能满足机体的代谢需求，进而引起的一种营养缺乏状态。患者PEW诊断明确：①血清白蛋白＜38 g/L；②饮食不足＞2个月；③BMI＜22 kg/m^2；④肌肉量减少：上臂肌围中度减少（18.48 cm）。

六、健康指导

1. 能量和营养素推荐摄入量

（1）计算标准体重：[168（cm）－100]×0.9（kg）－2.5（kg）＝57.8（kg）。

（2）患者目前体重明显低于标准体重，根据指南可依据患者活动量、饮食史、合并疾病及应激状况进行综合调整，使热量维持在 25～35 kcal/（kg·d），当 BMI＜24 kg/m^2 时可按实际体重推荐热量摄入。推荐每日能量摄入范围 1300～2000 kcal。

（3）蛋白质摄入推荐量为 1.0～1.2 g/（kg·d），合 60～70 g/d，其中，至少 50% 来自优质蛋白，为 30～35 g/d。

（4）计算每日所需以食物蛋白质为基础的交换份份数，其中谷薯类（即主食等）3～5 份（含蛋白质 12～20 g），瓜类蔬菜 250 g（0～1 g 蛋白质），叶类蔬菜 250 g（4 g 蛋白质），水果 1 份（0～1 g 蛋白质），肉、蛋、奶、大豆类 4～5 份（28～35 g 蛋白质），油脂类 3.5 份（0 g 蛋白质）。

（5）平衡膳食的原则：指导患者按照 1/3、1/3、1/3 或 1/4、2/4、1/4 的原则分配一日三餐，根据食品交换份法多样化选择不同类别的食物，尽量保证充足的能量摄入，防止营养素进一步丢失。

2. 营养制剂补充：复方 α-酮酸片是一种复方制剂，含有多种人体必需氨基酸及其前体（酮或羟氨基酸），可以预防和治疗慢性肾病患者因蛋白质摄入不足及营养不良引起的不良后果。酮或羟氨基酸本身不含有氨基，其利用非必需氨基酸的氮转化为相应的必需氨基酸，因此可减少尿素合成，尿毒症毒性产物的蓄积量也减少。酮或羟氨基酸不引起残存肾单位的高滤过，并可改善肾性高磷血症和继发性甲状旁腺功能亢进，改善肾性骨营养不良。指导患者按时、按量服用，用餐期间整片吞服，使其充分吸收并转化为相应的氨基酸，定期监测相关营养指标以及血钙水平，调整药物剂量，并保证足够的热量摄入。向患者解释药物如复方 α-酮酸、罗沙司他、碳酸钙、骨化三醇的作用，从而促使患者提高药物应用准确性和依从性。

此外，膳食调查发现较大热量缺口，进一步指导患者应用无磷、无钾配方的能量补充剂 [600 kcal/（120 ml·d）]，每次 40 ml，每日 3 次，餐后 1 h 内服用，当出现胃肠道不耐受时，可尝试少量多次服用至逐渐耐受，并注意开瓶后按照说明书的方法储存服用。

七、护理效果

营养干预 5 个月后，护士请患者进行了 3 日饮食食谱记录（表 1-2-4），复查血生化指标（表 1-2-5），白蛋白指标上升至正常区间，血钾、血磷水平也有所改善。2020 年 8 月—2021 年 1 月患者血清白蛋白、血红蛋白检查分别见图 1-2-2、图 1-2-3。通过患者 3 日饮食分析，应用食谱计算器计算患者 3 日平均膳食热量（1800±kcal）、蛋白质（60±g）、摄入量基本符合推荐摄入量，优质蛋白（40%±）略低于推荐量，进一步指导调整饮食结构。

表 1-2-4　3 日膳食称重记录单

第 1 天（透析日）		第 2 天（非透析日）		第 3 天（周末）	
食物	食物的量（g）	食物	食物的量（g）	食物	食物的量（g）
早餐		早餐		早餐	
鸡蛋清	32	鸡蛋清	37	鸡蛋清	31
芋头粉	20	芋头粉	20	芋头粉	20
蛋白粉（蛋白质含量 4 g）	25	芝士蛋糕	94	蛋白粉（蛋白质含量 5 g）	25
煎馒头片	41			老婆饼	90
水	150 ml	水	150	水	150

(续表)

第1天（透析日）		第2天（非透析日）		第3天（周末）	
食物	食物的量（g）	食物	食物的量（g）	食物	食物的量（g）
午餐		午餐		午餐	
肉夹馍（熟肉）	70	黄瓜（去皮）	102	水饺	面粉 50
肉夹馍（馍）	180	无盐挂面（干）	100		猪肉（熟）50
可乐	150	牛肉（熟）	20		白菜（生）80
水	200	油菜（生）	50	小酥肉	25
		酸奶	150	水	300
		可乐	40		
		水	300		
晚餐		晚餐		晚餐	
馒头	95	鸡蛋清	29	米（熟）	138
炸黄花鱼（熟）	35	馒头	75	瘦肉（熟）	58
牛肉（熟）	15	炸黄花鱼	25	黄瓜（去皮）	96
荠菜（生）	50	午餐肉	20	西梅（去皮/核）	53
鸡蛋清	30	白菜	100	鸡蛋清	27
山楂锅盔	山楂馅 20	茼蒿	50	炒鸡蛋	0.7 个
	面 30	山楂锅盔	山楂馅 20	水	500
水	100		面 30		
		水	450		
油脂：20 g　盐：5 g 酱油：15 ml		油脂：15 g　盐：5 g 酱油：10 ml		油脂：15 g　盐：4 g 酱油：15 ml	

以下由医师/护士计算后填写：

第1天

能量 1831.16 kcal	蛋白质 61.2 g	优质蛋白 26.03 g	碳水化合物 350.05 g	脂肪 67.425 g
钙 276.71 mg	磷 633.23 mg	钾 854.37 mg	钠 3444.5 mg	水 1024.17 ml

第2天

能量 1615.28 kcal	蛋白质 51.57 g	优质蛋白 21.74 g	碳水化合物 188.58 g	脂肪 51.16 g
钙 465.77 mg	磷 654.51 mg	钾 1211.76 mg	钠 3372.77 mg	水 1564.65 ml

第3天

能量 1332.45 kcal	蛋白质 62.99 g	优质蛋白 42.08 g	碳水化合物 173.29 g	脂肪 42.88 g
钙 133.61 mg	磷 651.76 mg	钾 1030.37 mg	钠 2686.33 mg	水 1422.26 ml

注：食谱计算采用开同食谱计算器。

表 1-2-5　2020 年 8 月—2021 年 1 月血生化指标

日期	血红蛋白（g/L）	白蛋白（g/L）	甘油三酯（mmol/L）	胆固醇（mmol/L）	高密度脂蛋白胆固醇（mmol/L）	低密度脂蛋白胆固醇（mmol/L）	校正钙（mmol/L）	磷（mmol/L）
8月	76 ↓	32.8 ↓	—	—	—	—	2.01 ↓	1.5 ↑
9月	76 ↓	34 ↓	1.13	2.64 ↓	0.85 ↓	1.13 ↓	2.08 ↓	0.26 ↓
10月	78 ↓	35.8 ↓	1.02	2.82 ↓	1.00 ↓	0.98 ↓	2.33	0.52 ↓
11月	83 ↓	38.2 ↓	1.79 ↑	2.77 ↓	0.98 ↓	1.39 ↓	2.16	0.93
12月	87 ↓	40.4	1.3	2.71 ↓	0.88 ↓	0.98 ↓	2.25	1.32
1月	88 ↓	37.8 ↓	0.88	2.65 ↓	0.95 ↓	1.02 ↓	2.26	1.98 ↑↑

日期	钾（mmol/L）	尿酸（μmol/L）	CRP（mg/L）	iPTH（pg/ml）	Kt/V	URR（%）	铁蛋白（ng/ml）	转铁蛋白饱和度（%）
8月	5.11	545 ↑	—	706.37 ↑	—	—	198.4 ↓	35.12
9月	4.65	239	—	399.32 ↑	1.34	77.303	—	—
10月	4.48	212	0.8	90.77			56.6 ↓	26.61
11月	4.99	278		320.89 ↑				
12月	3.94	349		124.70	1.82	77.821		
1月	5.52 ↑	336		78.46			405.1	30.53

注：CRP：C 反应蛋白；iPTH：全段甲状旁腺激素；Kt/V：周尿素清除指数；URR：尿素下降率。

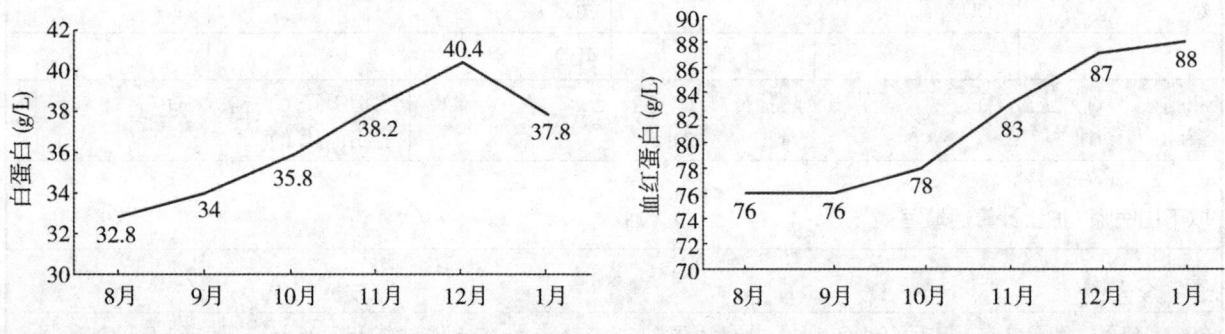

图 1-2-2　2020 年 8 月—2021 年 1 月血清白蛋白监测　　图 1-2-3　2020 年 8 月—2021 年 1 月血红蛋白监测

人体测量（2021 年 1 月 15 日）：身高 168 cm，干体重 54.9 kg，BMI 19.45 kg/m²（正常），上臂围 25 cm（正常），肱三头肌皮褶厚度 21.5 mm（皮下脂肪轻度增加），上臂肌围 18.25 cm（肌肉量中度减少），握力：26.1 kg（正常）。蛋白质-能量消耗：临界状态。血清白蛋白＜38 g/L，但持续上升。饮食不足情况已明显改善。

八、护理体会

本案例中，医务人员制定了营养补充剂的应用方案，通过膳食调查，进一步指导患者合理调整食物结构，改善生活和饮食习惯，提高服药依从性。通过护理人员和患者的共同努力，患者认真服药，增加了肉、蛋、奶的摄入量，规律饮食，保持规律透析，6 个月后白蛋白得到了提升，代谢性酸中毒也得到了改善。通过自身行为的改变，也改变了患者焦虑、抑郁的心境。

【参考文献】

[1] Ikizler T A, Burrowes J D, Byham-Gray L D, et al. KDOQI clinical practice guideline for nutrition in CKD: 2020 update. Am J Kidney Dis, 2020, 76 (3) (suppl 1): S1-S107.

[2] 迟琳琳. 口服 α-酮酸制剂对慢性肾衰患者蛋白质代谢作用的观察及护理. 中国现代药物应用, 2018, 12 (18): 108-110.

[3] 蒋伟康, 陶幸娟. 终末期肾病维持性透析病人蛋白质-能量消耗的评估与干预研究进展. 护理研究, 2022, 36 (24): 4413-4418.

[4] 张雪琴. 维持性血液透析患者的蛋白质能量消耗. 华西医学, 2020, 35 (7): 868-872.

[5] 吴芳. 维持性血液透析患者蛋白质能量消耗临床研究进展. 中国血液净化, 2019, 18 (2): 127-130.

[6] WS/T 557—2017 慢性肾脏病患者膳食指导.

[7] 中国医师协会肾脏内科医师分会, 中国中西医结合学会肾脏疾病专业委员会营养治疗指南专家协作组. 中国慢性肾脏病营养治疗临床实践指南 (2021 版). 中华医学杂志, 2021, 101 (8): 539-559.

（李新欣　王　颖）

第三节　一例腹膜透析患者低白蛋白血症的膳食分析及健康指导 1

【摘要】 本个案通过调查一位原发病为新月体性肾小球肾炎的腹膜透析患者的饮食及生活习惯，结合实验室检查指标，分析其存在的问题，提出改善方案。该患者透析龄 8 个月，进行规律腹膜透析治疗，透析充分性达标。患者的主要问题为持续性低白蛋白血症，同时伴有低钾血症及容量控制不佳。

通过分析患者的饮食记录和生活习惯，发现该患者对腹膜透析的饮食知识缺乏，容量控制欠佳。护士使用营养不良炎症评分法评估营养等级，使用 24 小时回顾调查、3 日饮食日记记录、食物频率调查表评估患者的饮食状态，就低蛋白血症的危害、低钾血症的危害、如何提高蛋白质摄入及富钾饮食注意事项等相关知识进行指导，患者低白蛋白血症有明显改善。

【关键词】 腹膜透析；低白蛋白血症；食物交换份

一、病例简介

（一）现病史

患者男性，67 岁，5 年前（2018 年）因血肌酐升高（250+μmol/L）住院，肾穿刺提示新月体性肾炎，予激素+环磷酰胺治疗。自 2022 年 1 月以来血肌酐快速升高，至 2022 年 8 月血肌酐为 523 μmol/L。于 2022 年 9 月 7 日局部麻醉下行腹膜透析置管术，术后规律腹膜透析。

（二）近 1 个月主诉及病情变化

1. 主诉：2023 年 3 月就诊，患者近期低白蛋白血症较突出。主诉偶有僵硬不适、疲乏无力、易倦怠。

2. 近 1 个月（2023 年 3 月）血压变化：(120～140) / (80～90) mmHg。

3. 近半个月超滤量：见图 1-3-1。

4. 睡眠状态：匹兹堡睡眠质量指数量表评分 9 分（良好）。有午睡习惯，时长约 1 h，偶有夜间睡眠中断，入睡困难。

5. 二便情况：尿量 1300 ml 左右。大便规律，1～2 次 / 天，布里斯托大便类型 4～6 型，偶有便秘，便秘时自服乳果糖促排便。

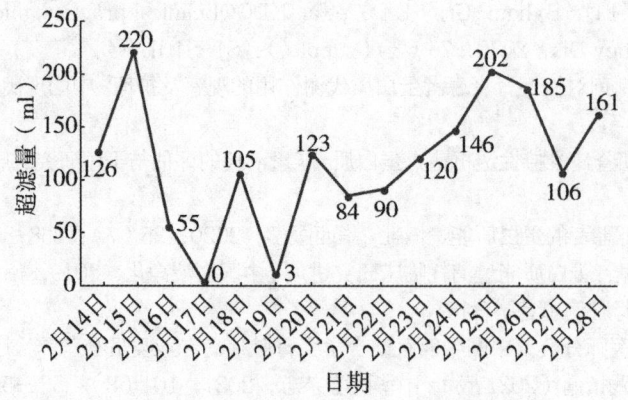

图1-3-1 患者2023年2月的超滤量

（三）体格检查

体温36.3℃，血压145/89 mmHg，脉搏84次/分，呼吸18次/分，身高175 cm，体重64 kg。神清语利，颜面部及双下肢轻度水肿。

（四）近3个月实验室检查（表1-3-1）

表1-3-1 患者2022年12月—2023年2月血生化指标

日期	血红蛋白 (g/L)	白蛋白 (g/L)	甘油三酯 (mmol/L)	胆固醇 (mmol/L)	高密度脂蛋白胆固醇 (mmol/L)	低密度脂蛋白胆固醇 (mmol/L)	校正钙 (mmol/L)	磷 (mmol/L)
12月4日	103 ↓	37 ↓	2.85 ↑	4.08	0.84 ↓	2.48	2.15	2.00 ↑↑
1月18日	108 ↓	37.3 ↓	3.75 ↑	3.67	0.87 ↓	1.96	2.32	1.85 ↑↑
2月12日	118	36.3 ↓	2.36 ↑	3.77	0.94 ↓	2.00	2.32	1.85 ↑↑

日期	钾 (mmol/L)	尿酸 (μmol/L)	T-CO_2 (mmol/L)	CRP (mg/L)	iPTH (pg/ml)	Kt/V	Ccr [L/(1.73m^2·w)]	铁蛋白 (ng/ml)	转铁蛋白饱和度 (%)
12月4日	3.72	387	29.6 ↑	2.98	71.38 ↓	—			
1月18日	3.4 ↓	341	28.4	2.02	57.22 ↓	1.57	74.36	271.2	26.97
2月12日	3.8	298	30.1 ↑	2.62	90.15 ↓	—			

注：T-CO_2：总二氧化碳；CRP：C反应蛋白；iPTH：全段甲状旁腺激素；Kt/V：周尿素清除指数；Ccr：肌酐清除率。

（五）辅助检查

1. 超声心动图：左室射血分数正常，右室收缩功能正常，主动脉瓣轻度反流，二尖瓣轻度反流，三尖瓣轻度反流。
2. 心电图：窦性心律不齐。
3. 双下肢血管彩超：双下肢动脉粥样硬化。
4. 腹部B超：双肾萎缩、双肾弥漫性病变、右肾囊肿。
5. 胸片：右肺中叶慢性炎症可能。
6. 数字化X线立位腹侧片：腹主动脉钙化评分11分，腹膜透析管置入术后。
7. 生物电阻抗：水负荷（overhydration, OH）+1.6 L。

（六）诊断

慢性肾病 5 期
    新月体性肾炎
    持续不卧床腹膜透析治疗
    肾性贫血
    肾性高血压
    高磷血症
    低钾血症
    肾性骨病
    甲状旁腺功能亢进
    高尿酸血症
动脉粥样硬化并高脂血症
冠状动脉粥样硬化性心脏病

（七）透析治疗方案及用药

规律腹膜透析治疗，间断腹膜透析（intermittent peritoneal dialysis，IPD），1.5% 葡萄糖腹膜透析液 2 L×2 袋（均为透析液，钙浓度 1.75 mmol/L），总存腹时间 14 h（透析换液时间 17:00，22:00 操作，第二日 07:00 放空）。目前口服药物见表 1-3-2。

表 1-3-2 患者口服药列表

药物作用	名称	剂量	用法
磷结合	碳酸司维拉姆	2.4 g	3 次/日（餐中）
拟钙	西那卡塞	25 mg	1 次/隔日（睡前）
纠正贫血	琥珀酸亚铁片 罗沙司他	0.2 g 70 mg	1 次/日 3 次/周
利尿	呋塞米片	60 mg	2 次/日
助睡眠	佐匹克隆胶囊	0.375 mg	必要时
补钾	氯化钾缓释片	500 mg	3 次/日
降尿酸	非布司他	40 mg	1 次/日
通便	乳果糖口服液	10 ml	必要时

二、营养评估

（一）人体测量

身高 175 cm，体重 64 kg，BMI 20.90 kg/m^2（正常），握力 21.7 kg（中度减少）。

（二）营养评分

营养不良炎症评分法（malnutrition-inflammation score，MIS）评估营养等级：患者血清白蛋白水平在 35～39 g/L，且有轻度的并发症，故 MIS 评分 2 分，属于轻度营养不良（图 1-3-2）。

（三）膳食调查

根据当日实验室检查，对患者进行 24 h 膳食回顾调查。本案例中又进行了 7 日食物频数调查，用以研究 1 周内日常摄入量和患者的饮食习惯。

营养不良炎症评分（MIS）				
0		1	2	3
1. 患者的相关病史				
(1) 干体重在过去的3～6个月总的变化	干体重没有减少或体重丢失<0.5kg	体重丢失≥0.5kg，但<1kg	体重丢失≥1kg，但<5%体重	体重丢失≥5%体重
(2) 膳食摄入	食欲很好，膳食模式没有改变	固体食物摄入欠佳	饮食中度减少，完全流质饮食	低能量流质饮食，甚至饥饿
(3) 胃肠道症状能力	没有症状，食欲良好	轻微的症状，偶有恶心或呕吐	有时呕吐，中度的胃肠道症状	频繁腹泻、呕吐或严重的厌食症
(4) 营养相关功能损害	正常，功能能力良好	偶尔步行困难，经常感到疲惫	独立活动困难（如去厕所）	卧床或轮椅，或几乎没有身体活能力
(5) 并发疾病和透析年限	透析时间<1年，无其他疾病	透析时间1～4年，轻度并发症（不包括MCC）	透析时间>4年，中度患其他疾病（包括1种MCC）	任何严重疾病患多种慢性病（2种及以上MCC）
2. 身体测量（根据SGA的资料）				
(6) 脂肪存量减少或皮下脂肪减少				
眼球部下方、三头肌、二头肌、胸部	正常（没有变化）	轻度	中度	重度
(7) 肌肉消耗迹象				
太阳穴、锁骨、肩胛骨、肋骨、股四头肌、膝关节、骨间肌	正常（没有变化）	轻度	中度	重度
(8) 体重指数				
(BMI)（kg/m²）	BMI>20	BMI：19～19.99	BMI：16～18.99	BMI<16
3. 实验室数据				
(9) 血清白蛋白	≥4.0g/dl	3.5～3.9g/dl	3.0～3.4g/dl	<3.0g/dl
(10) 血清TIBC或血清TRF或TRF	TIBC>250mg/dl或TRF>200mg/dl	TIBC200～249mg/dl或TRF170～199mg/dl	TIBC150～199mg/dl或TRF150～169mg/dl	TIBC<150mg/dl 或TRF<150mg/dl

图1-3-2 营养不良炎症评分（MIS）（截图）

1. 24 h膳食回顾调查：依据中国肾病食品交换份，估算摄入谷薯类约6.4份、水果类1± 份、瓜类蔬菜不足1份、叶类蔬菜1± 份、肉类1份、蛋类1份、奶类1份、豆类0份、油脂类3份（表1-3-3）。

表1-3-3 患者24 h膳食回顾调查

餐次	食品名称	原料重量（g）	酒、水、饮料（ml）	进餐地点
早餐	鸡蛋 面条	60 70	300	家中
	油菜（焯水）	106		
	牛奶	230		
加餐	香蕉	50		家中
中餐	米饭	100	300	家中
	瘦猪肉 苦瓜	50 152		家中
	苹果	200		
加餐	玉米	50		家中
晚餐	馒头 大白菜（焯水）	100 200		家中
加餐	苹果	50		家中

2. 食物频率/数调查：蔬菜习惯性焯水，不敢吃豆制品（表1-3-4）。

表1-3-4 食物频率调查表

食物种类	食用次数（/周）				
	0次	1次	2～3次	4～6次	7次及以上
谷薯类					√
杂豆类	√				

(续表)

食物种类	食用次数（/周）				
	0次	1次	2～3次	4～6次	7次及以上
蔬菜类					√（焯水）
菌藻类		√			
水果类					√
蛋类					√
水产品			√		
畜禽肉	√				
动物肝			√		
血制品	√				
大豆制品	√				
坚果		√			
奶及奶制品					√
油炸、烧烤食品	√				
零食	√				
饮料	√				

三、心理、自理能力、精神、跌倒评估

1. 焦虑自评量表（SAS）：41分（轻度焦虑）。
2. 抑郁自评量表（SDS）：39分（正常）。
3. 日常生活能力评定量表（activities of daily living, ADL）：100分，生活自理，日常生活活动能力良好，不需要他人帮助。
4. 简易精神状态检查量表：30分，认知功能正常。
5. Morse跌倒评估量表：15分，跌倒低风险。

四、健康教育问题

1. 心理问题：患者属于内向、被动、焦虑型人格，由于实验室指标异常，存在焦虑情绪。
2. 知识缺乏：知道自己的疾病及部分诊断，但对自我健康管理知识如低白蛋白血症的危害、食物交换份、低血钾的危害、高磷血症缺乏。
3. 营养评估分析
(1) 人体测量：体型中等，BMI为 20.90 kg/m^2（正常）。
(2) MIS评估营养等级：轻度营养不良。
(3) 膳食调查：蛋白质摄入不足，绿叶蔬菜习惯性焯水再烹饪。
(4) 实验室检查：低白蛋白血症、高磷血症等。

五、健康指导

1. 心理护理：通过健康指导，改善患者营养状况，缓解焦虑的心境（具体心理健康指导可参阅本书第七章）。

2. 能量与营养素推荐摄入量　规范五阶梯治疗：把患者的营养干预分为五阶梯。第一阶梯为饮食＋营养教育，第二阶梯为饮食＋口服营养制剂，第三阶梯为全肠内营养（口服或管饲），第四阶梯为部分肠内营养＋部分肠外营养，第五阶梯为全肠外营养。患者目前可正常饮食，只是存在蛋白质摄入知识缺乏，根据规范的五阶梯治疗，采取第一阶梯，即饮食加营养教育。

采用五步法，根据患者身高、体重、活动强度、CKD 分期等，计算患者每日需要总能量及蛋白质，并计算出以食物蛋白质为基础的交换份份数，最终分配至全日各餐。

（1）计算标准体重：[175（cm）－100]×0.9（kg）＝67.5（kg），实际体重 64 kg，日常属轻体力劳动，低于标准体重 5.2%，判断为理想体重。

（2）每日所需总能量：患者年龄＞60 岁，以 30 kcal/（kg·d）作为推荐摄入量，则全天所需总能量约 2000 kcal。

（3）蛋白质每日摄入推荐量：血液透析及腹膜透析患者蛋白质摄入推荐量为 1.0~1.2 g/（kg·d），当合并高分解代谢急性疾病时，蛋白质摄入推荐量增加到 1.2~1.3 g/（kg·d），其中至少 50% 来自优质蛋白，再根据患者的体重、年龄、饮食史、合并疾病及应激状况进行调整，故推荐患者每日摄入蛋白质 67.5~81 g。

（4）脂肪供能比 25%~35%，高温油炸食品以及膨化食品中有较多反式脂肪酸，且无机磷含量较高，应控制食用频率。

（5）在合理摄入总能量的基础上适当提高碳水化合物的摄入量，碳水化合物供能比应为 55%~65%，限制精制糖摄入。

（6）计算每日所需以食物蛋白质为基础的交换份份数。食物交换份是指将常见食物按照来源、性质划分成不同类别，同类食物在一定重量内所含的蛋白质和能量相似，同类食物间可以互换，丰富了食物选择的范围。根据团体标准"慢性肾脏病患者膳食指导"食物交换份及中国肾病食物交换份，以食物蛋白质为基础的交换份，按照常见各类食物的蛋白质含量以每份 0~1 g、4 g、7 g 为标准分为 8 类食物，同类食物间可以相互交换（表 1-3-5）。

表 1-3-5　以食物蛋白质为基础的交换份

（一）谷薯类				
每份 50 g，蛋白质 4 g，能量 180 kcal				
谷类				
稻米 50 g	籼米 50 g	薏米 50 g	玉米面 50 g	荞麦 50 g
粳米 50 g	糯米 50 g	黄米 50 g	小米 50 g	莜麦面 40 g
挂面 60 g	小麦粉 60 g	面条 60 g	花卷 70 g	米饭 130 g
馒头 70 g				
薯类				
马铃薯 200 g	木薯 200 g	甘薯 200 g	山药 200 g	芋头 200 g
（二）淀粉类				
每份 100 g，蛋白质 0~1 g，能量 360 kcal				
蚕豆淀粉 100 g	豌豆淀粉 100 g	玉米淀粉 100 g	芡粉 100 g	粉条 100 g
藕粉 100 g	豌豆粉丝 100 g	粉丝 100 g	地瓜粉 100 g	马铃薯粉 100 g

(续表)

(三)豆类					
每份 35 g, 蛋白质 7 g, 能量 90 kcal				
包括黄豆 25 g	黑豆 25 g	蚕豆 35 g	豇豆 35 g	扁豆 30 g
绿豆 35 g	赤豆 35 g	芸豆 35 g		
豆制品				
豆腐干 35 g	豆腐卷 35 g	油豆腐 35 g	千张 35 g	素火腿 35 g
素鸡 35 g	烤麸(熟)35 g	豆奶 300 g	豆腐脑 400 g	豆浆 400 g
(四)绿叶蔬菜类				
每份 250 g, 蛋白质 4 g, 能量 50 kcal				
西蓝花 100 g	黄豆芽 100 g	长豇豆 150 g	刀豆 150 g	茼蒿菜 250 g
荠菜 200 g	荷兰豆 200 g	芹菜 200 g	香菇 200 g	大白菜 300 g
豆角 200 g	金针菇 200 g	香菇 200 g	四季豆 200 g	马兰头 250 g
茄子 350 g	平菇 250 g	空心菜 250 g	苋菜 250 g	绿豆芽 250 g
茭白 500 g	芦笋 300 g	油菜 250 g	菜花 250 g	菠菜 250 g
海带 500 g	油麦菜 300 g	茴香 300 g	生菜 300 g	
(五)瓜类蔬菜及水果类				
瓜类蔬菜,每份 200 g, 蛋白质 1 g, 能量 50 kcal				
佛手瓜 100 g	菜瓜 200 g	葫芦 200 g	方瓜 200 g	冬瓜 300 g
丝瓜 150 g	苦瓜 150 g	黄瓜 200 g	南瓜 200 g	西葫芦 200 g
水果,每份 200 g, 蛋白质 0~1 g, 能量 90 kcal				
樱桃 150 g	荔枝 150 g	桃 150 g	香蕉 150 g	草莓 150 g
葡萄 200 g	橙 200 g	芒果 300 g	苹果 200 g	菠萝 300 g
哈密瓜 300 g	西瓜 300 g			
(六)肉、蛋、奶类				
肉类,每份 50 g, 蛋白质 7 g, 能量 90 kcal				
香肠 25 g	酱牛肉 25 g	火腿 25 g	鸡翅 50 g	大排 50 g
猪肉(瘦)35 g	牛肉(瘦)35 g	兔肉 35 g	鸡肉 50 g	火腿肠 50 g
鸭肉 50 g	羊肉(肥瘦)50 g	烤鸡 50 g	肯德基炸鸡 50 g	
水产品,每份 75 g, 蛋白质 7 g, 能量 90 kcal				
鲢鱼 50 g	鲑鱼 50 g	带鱼 50 g	黄鱼 75 g	罗非鱼 75 g
草鱼 75 g	鲫鱼 75 g	鳊鱼 75 g	青鱼 75 g	生蚝 75 g
基围虾 75 g	对虾 75 g	鲤鱼 75 g	鱿鱼 50 g	白鱼 75 g
蟹肉 75 g	海参 50 g			
蛋类,每份 60 g, 蛋白质 7 g, 能量 90 kcal				
鸡蛋 60 g	鸭蛋 60 g	松花蛋 60 g	鹅蛋 60 g	咸鸭蛋 60 g
鹌鹑蛋(5个)60 g				
奶类:每份 230 g, 蛋白质 7 g, 能量 90 kcal				
牛乳 230 g	酸奶 230 g			

(续表)

(七)坚果类				
每份20 g，蛋白质4 g，能量90 kcal				
核桃仁20 g	松子仁20 g	榛子仁20 g	芝麻籽20 g	瓜子20 g
杏仁20 g	腰果20 g	花生仁20 g	榛子70 g	葵瓜子30 g
核桃70 g	松子50 g			
(八)油脂类				
每份10 g，蛋白质0 g，能量90 kcal				
花生油10 g	橄榄油10 g	豆油10 g	茶籽油10 g	羊油10 g

计算每日所需以食物蛋白质为基础的交换份份数：将蛋白质按照0~1 g/份、4 g/份、7 g/份进行分配，其中谷薯类（即主食等）4份（250 g，约含蛋白质20 g），淀粉类1~2份（约含蛋白质1 g），瓜类蔬菜250 g（0~1 g蛋白质），叶类蔬菜250 g（4 g蛋白质），水果1份200 g（0~1 g蛋白质），肉、蛋、奶、大豆类7~8份（含49~56 g蛋白质）。

（7）达到充足的总能量，根据目标蛋白质食物所提供的能量值，不足部分以植物油和淀粉类食物补充，如增加油脂类3份、淀粉1份。但腹膜透析患者腹透液所含有的能量也不能忽视，一般浓度1.5%的腹膜透析液每1000 ml含能量38.08 kcal，计算公式为1.36 g（葡萄糖）×腹透液重量（ml）×4 kcal×0.7/100 ml。2.5%的腹膜透析液每1000 ml含能量63.28 kcal，计算公式为2.26 g（葡萄糖）×腹透液重量（ml）×4 kcal×0.7/100 ml。根据上述标准，结合患者的饮食习惯和嗜好，以及参考食物钾、钠、磷值选择并安排餐次及交换食物。

（8）平衡膳食的原则：指导患者在保证热量充足的前提下，减少油脂类、饮料零食的摄入，减少外出就餐的频率，在蛋白质摄入适宜的同时，保证充足的能量摄入，以防止发生营养不良。选择多样化、营养合理的食物。

3. 指导患者认识血磷的正常值及高磷血症的危害（详见第二章）。指导患者认识血钾的正常值及个体化的饮食控钾知识，防范低钾血症。

腹膜透析患者因使用的腹透液里不含钾离子，通过腹透液可排除部分钾离子，故腹膜透析患者平时应该注意补充含钾的食物。持续低血钾容易造成患者乏力、肌无力、腹胀、心律失常等。

六、健康教育后的效果

患者改变饮食摄入后2个月，护士请患者进行了3日饮食食谱记录（表1-3-6），又复查了血生化指标（表1-3-7），白蛋白指标升高（图1-3-3），同时血钾也达到正常水平，血磷指标较教育前有所下降，但调查期间3日平均膳食磷摄入量＞1000 mg，需要进一步指导。

表1-3-6　3日膳食称重记录单

4月1日（透析日）		4月2日（透析日）		4月3日（透析日）	
食物	食物的量（g）	食物	食物的量（g）	食物	食物的量（g）
早餐					
花卷	50	米饭	50	馒头	75
炒生菜	100	木耳	100	炒圆头菜	100
酱牛肉	50	烧茄子	50	鸡翅	75
煮鸡蛋	50	煮鸡蛋	50	煮鸡蛋	50
牛奶	250	牛奶	250	豆浆	250

（续表）

4月1日（透析日）		4月2日（透析日）		4月3日（透析日）	
食物	食物的量（g）	食物	食物的量（g）	食物	食物的量（g）
午餐		午餐		午餐	
烤鸭	150	馄饨5个	50	烙饼	150
烧饼	100	猪肉	100	培根	50
炒芹菜	100	面	250	炒白菜	100
生黄瓜	100	炒蘑菇	100	西红柿鸡蛋	鸡蛋50，西红柿70
苹果（加餐）	100	腊肉	50	香蕉（加餐）	100
晚餐		晚餐		晚餐	
米饭	100	刀削面	200	炒洋葱	100
烧萝卜	200	豆腐皮	100	鸡蛋	50
煮玉米	100	黄瓜	50	羊肉串	50
矿泉水	500	矿泉水	500	炒饼	50
		西瓜（加餐）	200	大米粥	200
				矿泉水	300
油脂：30 g 盐：5 g 酱油：5 ml		油脂：30 g 盐：5 g 酱油：5 ml		油脂：30 g 盐：5 g 酱油：5 ml	

以下由医师/护士计算后填写

第1天

能量 1815.02 kcal	蛋白质 75 g	优质蛋白 38.5 g	碳水化合物 171.24 g	脂肪 106.2 g
钙 592.2 mg	磷 938.7 mg	钾 1987.3 mg	钠 4824.2 mg	水 1790 ml

第2天

能量 1770.02 kcal	蛋白质 81 g	优质蛋白 35 g	碳水化合物 272 g	脂肪 85.2 g
钙 663.2 mg	磷 1200.9 mg	钾 1669.0 mg	钠 4164.7 mg	水 1990 ml

第3天

能量 1835.02 kcal	蛋白质 74 g	优质蛋白 42 g	碳水化合物 201.5 g	脂肪 114.2 g
钙 236.8 mg	磷 1168.8 mg	钾 1791.1 mg	钠 4872.3 mg	水 1600 ml

注：食谱计算采用开同食谱计算器。

表1-3-7 营养干预后实验室检查结果

日期	血红蛋白（g/L）	白蛋白（g/L）	磷（mmol/L）	钾（mmol/L）	校正钙（mmol/L）	尿酸（µmol/L）	T-CO_2（mmol/L）
2023.3.12	118	39.4↓	1.89↑↑	3.8	2.17	287	28.30
2023.4.15	115	39.2↓	1.71↑	4.1	2.23	322	28.30

注：T-CO_2：总二氧化碳。

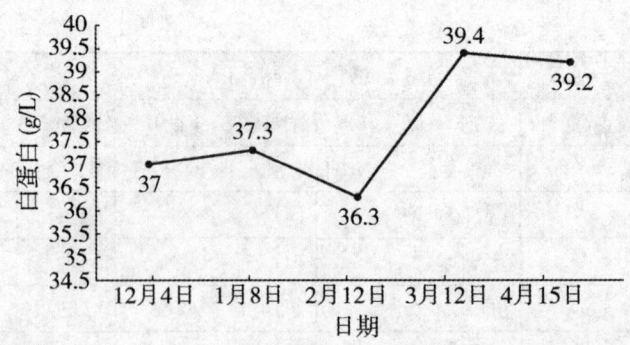

图1-3-3　2022年12月—2023年4月血生化白蛋白结果

七、护理体会

本案例中，护理人员主要把握了提高患者优质蛋白的摄入和应用食物交换份两个关键点，指导患者改善生活和改变饮食习惯。分析患者白蛋白低的主要原因为：①优质蛋白摄入不足；②食物交换份知识缺乏。故发放了食物交换份的学习材料，并强调了优质蛋白摄入的重要性。通过护理人员和患者的共同努力，增加了优质蛋白的摄入量，规律饮食，保持规律透析，1个月后白蛋白达到了预期目标。通过自身行为的改变，也改变了患者焦虑的心境。

【参考文献】

[1] 石汉平，许红霞，李苏宜，等．营养不良的五阶梯治疗．肿瘤代谢与营养电子杂志，2015（1）：29-33.
[2] 石汉平．肿瘤营养疗法．中国肿瘤临床，2014（18）：1141-1144.
[3] 曹伟新．围手术期肿瘤患者营养支持疗法的认识和实践．中华临床营养杂志，2012，20（2）：65-68.
[4] Bozzetti F, Arends J, Lundholm K. ESPEN Guidelines on parenteral nutrition: non-surgical oncology. Clinical Nutrition, 2009, 28（4）: 445-454.
[5] T/CNSS020—2023，食物交换份，中国营养学，2023-06-12.
[6] WS/T557—2017，慢性肾脏病患者膳食指导，中华人民共和国国家卫生和计划生育委员会，2017-08-01.
[7] Heimbürger O, Waniewski J, Werynski A, et al. Aquantitative description of solute and fluid transport during peritoneal dialysis. Kidney Int, 1992, 41（5）: 1320-1332.

（王红岩　许　莹）

第四节　一例腹膜透析患者低白蛋白血症的膳食分析及健康指导2

【摘要】本个案通过调查一位原发病为马兜铃酸肾病的腹膜透析患者的饮食及生活习惯，结合实验室检查指标，分析其存在的问题，提出改善方案。该患者透析龄98个月，透析充分性达标。患者的主要问题为持续性低白蛋白血症，同时伴有血磷及容量控制不佳。通过分析患者的饮食记录和生活习惯，发现该患者对腹膜透析的饮食知识缺乏。护士通过使用营养不良炎症评分法（MIS）评估营养等级，使用24 h回顾调查、3日饮食日记记录、食物频率调查表评价患者的饮食状态，就低白蛋白血症的危害、如何提高优质蛋白的摄入等相关知识进行指导，针对性使用口服营养补充制剂（oral nutritional supplement，ONS），最终患者低白蛋白血症有明显改善。

【关键词】 腹膜透析；低白蛋白血症；口服营养补充制剂

一、病例简介

（一）现病史

患者男性，68岁，20年前（2003年）发现肾功能异常，血肌酐最高达190 μmol/L，伴尿泡沫增多，当时无肉眼血尿、尿痛、尿频、尿急，无乏力、纳差，无恶心、呕吐，无水肿、夜尿增多。就诊于外院门诊，结合长期使用龙胆泻肝丸，考虑"马兜铃酸肾病"并口服"金水宝"治疗，多次复查血肌酐波动于140 μmol/L左右。患者于2015年出现活动后喘憋，上2层楼即须休息，夜间不能平卧，双足及胫前对称可凹性水肿，间断眼睑水肿，排尿较前减少，每日3～4次，共计约500 ml，查血尿素30.9 mmol/L，血肌酐1061 μmol/L，超声示"双肾弥漫性病变伴萎缩"，予以血液透析治疗。因患者在血液透析中反复出现晕厥，于2015年5月18日行腹膜透析置管术并开始腹膜透析治疗。2023年3月门诊复诊，乏力明显，营养状态差。

既往史：否认肝炎、结核病史；2020年1月诊断糖耐量异常；2020年5月诊断冠状动脉粥样硬化性心脏病；2021年因出现急性脑梗死，有右侧肢体力弱，左侧眼睑下垂，口角向左侧偏斜，予以抗血小板、加强降脂以及改善微循环治疗后好转；2022年6月因脐疝行修补术。有磺胺类药物过敏史。

（二）近1个月主诉及病情变化

1. 主诉：食纳差，偶有乏力。
2. 近1个月（2023年3月）血压变化：（120～130）/（70～80）mmHg。
3. 近半个月超滤量（图1-4-1）

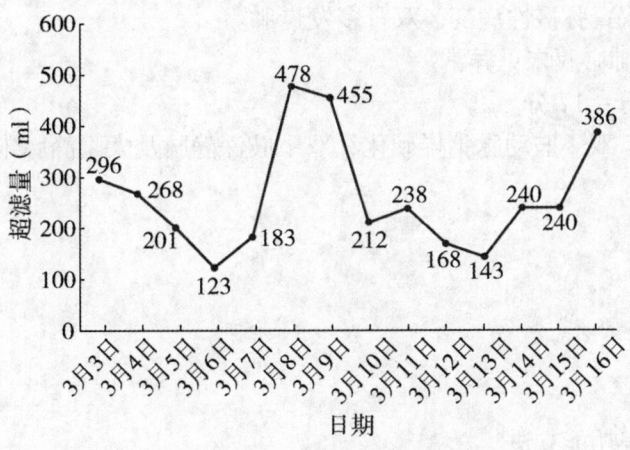

图1-4-1 2023年3月超滤量

4. 睡眠状态：匹兹堡睡眠质量指数量表评分10分，睡眠质量尚可。有午睡习惯，时长约1 h，偶有夜间惊醒，入睡困难。
5. 二便情况：尿量300～400 ml。大便规律，1～2次/天，布里斯托大便类型4～6型，偶有便秘，服乳果糖促排便可改善。

（三）体格检查

体温36.5℃，血压136/76 mmHg，脉搏73次/分，呼吸18次/分，身高170 cm，体重75 kg。神志清楚，语言欠流利。双下肢轻度水肿。

（四）近3个月实验室检查（表1-4-1）

表1-4-1 2023年1—3月血生化指标

日期	血红蛋白（g/L）	白蛋白（g/L）	甘油三酯（mmol/L）	低密度脂蛋白胆固醇（mmol/L）	校正钙（mmol/L）	磷（mmol/L）	钾（mmol/L）	尿酸（μmol/L）
1月29日	98↓	31.8↓	0.75	0.73↓	2.58↑	1.70↑	4.20	392
2月23日	93↓	34.6↓	0.80	0.65↓	2.49↑	1.80↑↑	4.50	370
3月2日	80↓	33.8↓	0.83	0.83↓	2.61↑	1.79↑↑	4.45	396

日期	T-CO_2（mmol/L）	CRP（mg/L）	iPTH（pg/ml）	Kt/V	Ccr [L/(1.73 m^2·w)]	铁蛋白（ng/ml）	转铁蛋白饱和度（%）
1月29日	27	1.43	—	1.66	53.527	65.6↓	28.596
2月23日	28.2	2.29	—	—	—	39.4↓	23.171
3月2日	24.80	0.84	611.5↑	—	—	43.8↓	28.251

注：T-CO_2：总二氧化碳；CRP：C反应蛋白；iPTH：全段甲状旁腺激素；Kt/V：周尿素清除指数；Ccr：肌酐清除率。

（五）辅助检查

1. 超声心动检查：二尖瓣前叶脱垂，二尖瓣中重度反流，左房扩大，室间隔增厚，左室射血分数74.5%，右室收缩功能正常，主动脉瓣轻度反流，三尖瓣轻度反流。
2. 泌尿系超声：双肾萎缩，双肾多发囊肿，腹膜透析管置入术后。
3. 腹部B超：脂肪肝，胰腺回声欠均，主胰管可见。胆囊壁胆固醇结晶、胆囊结石不除外、胆囊壁增厚双肾萎缩，双肾弥漫性病变，双肾多发囊肿。
4. 胸部X线片：双肺心膈未见异常。
5. 腹主动脉钙化评分：17分。
6. 双下肢动脉超声：双下肢动脉粥样硬化，双下肢深静脉及大隐静脉未见血栓。

（六）诊断

慢性肾病5期
  马兜铃酸肾病
  低白蛋白血症
  肾性贫血
  肾性高血压
  继发性甲状旁腺功能亢进
  高磷血症
  高尿酸血症
  高脂血症
冠状动脉粥样硬化性心脏病
脐疝
糖耐量异常
腰椎间盘突出症伴神经根病
陈旧性脑梗死

（七）透析治疗方案及用药

规律腹膜透析治疗，连续性不卧床腹膜透析（continuous ambulatory peritoneal dialysis, CAPD），2.5%葡萄糖腹膜透析液2.0 L×1袋＋1.5%葡萄糖腹膜透析液2.0 L×3袋，全部为

Ca1.25 mmol/L 透析液。目前口服药物见表 1-4-2。

表 1-4-2 患者口服药列表

药物作用	名称	剂量	用法
控制血糖	阿卡波糖片	50 mg	3 次 / 日（餐中）
磷结合	碳酸镧	500 mg	3 次 / 日（餐中嚼服）
拟钙	西那卡塞	25 mg	1 次 / 日（睡前）
降压	琥珀酸美托洛尔缓释片	47.5 mg	1 次 / 日
纠正贫血	琥珀酸亚铁片 罗沙司他	0.2 g 150 mg	2 次 / 日 3 次 / 周
利尿	呋塞米片	100 mg	2 次 / 日
营养神经	甲钴胺片	500 μg	2 次 / 日
治疗脑栓塞	甲磺酸倍他司汀片 硫酸氢氯吡格雷片 胞磷胆碱钠	6 mg 50 mg 0.2 g	3 次 / 日 1 次 / 日 3 次 / 日
助眠	艾司唑仑片	1 mg	1 次 / 日（睡前）

二、营养评估

（一）人体测量

身高 170 cm，体重 75 kg，BMI 25.95 kg/m^2（超重），握力 25.01 kg（轻度减少）。

（二）营养评分

MIS：中度营养不良。膳食摄入方面，相关维度得分：固体食物摄入欠佳评估 1 分，营养相关功能损害评估 1 分，并发症及透析年限维度评分 3 分，血清白蛋白维度评分 2 分，血清总铁结合力（total iron binding capacity，TIBC）或血清铁蛋白（transferrin，TRF）评分 3 分，故总分 10 分，属于中度营养不良（图 1-4-2）。

营养不良炎症评分（MIS）				
0		1	2	3
1. 患者的相关病史				
(1) 干体重在过去的3～6个月总的变化	干体重没有减少或体重丢失<0.5kg	体重丢失≥0.5kg，但<1kg	体重丢失≥1kg，但<5%体重	体重丢失≥5%体重
(2) 膳食摄入	食欲很好，膳食模式没有改变	固体食物摄入欠佳	饮食中度减少，完全流质饮食	低能量流质饮食，甚至饥饿
(3) 胃肠道症状能力	没有症状，食欲良好	轻微的症状，偶有恶心或呕吐	有时呕吐，中度的胃肠道症状	频繁腹泻、呕吐或严重的厌食症
(4) 营养相关功能损害	正常，功能能力良好	偶尔步行困难，经常感到疲惫	独立活动困难（如去厕所）	卧床或轮椅，或几乎没有身体活能力
(5) 并发疾病和透析年限	透析时间<1年，无其他疾病	透析时间1～4年，轻度并发症（不包括MCC）	透析时间>4年，中度患其他疾病（包括1种MCC）	任何严重疾病患多种慢性病（2种及以上MCC）
2. 身体测量（根据SGA的资料）				
(6) 脂肪存量减少或皮下脂肪减少				
眼球部下方、三头肌、二头肌、胸部	正常（没有变化）	轻度	中度	重度
(7) 肌肉消耗迹象				
太阳穴、锁骨、肩胛骨、肋骨、股四头肌、膝关节、骨间肌	正常（没有变化）	轻度	中度	重度
(8) 体重指数				
(BMI) (kg/m²)	BMI>20	BMI:19～19.99	BMI:16～18.99	BMI<16
3. 实验室数据				
(9) 血清白蛋白	≥4.0g/dl	3.5～3.9g/dl	3.0～3.4g/dl	<3.0g/dl
(10) 血清TIBC或血清TRF或TRF	TIBC>250mg/dl或TRF>200mg/dl	TIBC200～249mg/dl或TRF170～199mg/dl	TIBC150～199mg/dl或TRF150～169mg/dl	TIBC<150mg/dl 或TRF<150mg/dl

图 1-4-2 营养不良炎症评分（截图）

（三）膳食调查

根据当日实验室检查，对患者进行 24 h 膳食回顾调查。本案例中又进行了 7 日食物频数调查，用以研究 1 周内日常摄入量和患者的饮食习惯。

1. 24 h 膳食回顾调查：依据中国肾病食品交换份，估算摄入谷薯类 4.5 份，水果类约 0.5 份，叶类蔬菜 1 份，肉类 1 份，蛋类 2 份，豆类 1 份，油脂类 3 份。估算蛋白质约 50 g，总热量约 1200 kcal（表 1-4-3）。

表 1-4-3　患者 24 h 膳食回顾调查

餐次	食品名称	原料重量（g）	酒、水、饮料（ml）	进餐地点
早餐	大豆粉	30	橘子汁 200	家中
	鸡蛋	60		
加餐	香蕉	30		家中
中餐	米饭	25		家中
	圆白菜	250		
	炖牛肉	50		
	水	200		
加餐	苹果	100		家中
晚餐	杂粮粥	杂粮 200	含水 100	家中
	鸡蛋	60		
加餐	红枣	15		家中

2. 食物频率/数调查：流质饮食偏多，蛋白质摄入不足（表 1-4-4）。

表 1-4-4　食物频率调查表

食物种类	食用次数（/周）				
	0 次	1 次	2～3 次	4～6 次	7 次及以上
谷薯类	√				
杂豆类	√				
蔬菜类				√	
菌藻类	√				
水果类			√		
蛋类	√				
水产品		√			
畜禽肉		√			
动物肝	√				
血制品	√				
大豆制品			√		
坚果	√				
奶及奶制品					√
油炸、烧烤食品			√		
零食	√				
饮料		√			

三、心理、日常生活能力、精神、跌倒评估

1. 焦虑自评量表：45分（轻度焦虑）。
2. 抑郁自评量表：39分（正常）。
3. 日常生活能力评定量表：95分，Ⅰ级，轻度功能障碍，能独立完成部分日常活动，但需要一定的帮助。
4. 简易精神状态检查量表：30分，认知功能正常。
5. Morse跌倒评估量表：30分，跌倒中度风险。

四、健康教育问题

1. 心理问题：患者属于内向、被动、焦虑型人格，由于实验室指标异常，存在焦虑情绪。
2. 知识缺乏：知道自己的疾病及部分诊断，但对自我健康管理知识如低白蛋白血症的危害、什么是营养补充制剂、高磷血症的知识缺乏。
3. 有跌倒的风险：跌倒评估，中度风险，加强防跌倒宣教。
4. 营养评估分析
（1）人体测量：BMI为25.95 kg/m²（超重）。
（2）营养不良炎症评分法（MIS）评估：中度营养不良。
（3）膳食调查：蛋白质摄入不足，偏流质饮食，不喜食肉，食欲欠佳。
（4）实验室检查：低白蛋白血症、高磷血症、贫血。

五、健康指导

1. 心理护理（参见本书相关章节）
2. 能量与营养素推荐摄入量

规范五阶梯治疗：患者目前可正常饮食，偏流质饮食，只是存在蛋白质摄入知识缺乏，对营养补充制剂不了解，根据规范的五阶梯治疗，采取第二阶梯饮食加口服营养补充制剂。

（1）计算标准体重：[170（cm）−100]×0.9（kg）=63（kg），实际体重75 kg，职业属轻体力劳动，高于标准体重19.05%。

（2）每日所需总能量推荐量：患者为老年男性，日常活动量较小，推荐摄入量28～30 kcal/kg，全天所需总能量为1764～1890 kcal，其中包括腹透液提供的热量。

（3）每日蛋白质的推荐量：每日蛋白质推荐摄入1.0～1.2 g/kg，其中50%～70%来自优质蛋白。患者每日应摄入蛋白质标准为63～75.6 g。

（4）计算患者目前摄入的蛋白质含量：每日蛋白质达到46.4 g左右，热量约1206 kcal，腹透液提供热量约355.04 kcal，远少于所需要的蛋白质量及热量，故目前还需要增加16.6～29.2 g的蛋白质，增加203～329 kcal的热量。

（5）脂肪供能比为25%～35%，高温油炸食品以及膨化食品中有较多反式脂肪酸，且无机磷含量较高，应控制食用频率。

（6）在合理摄入总能量的基础上适当提高碳水化合物的摄入量，碳水化合物供能比应为55%～65%，限制精制糖摄入。

（7）选择合适的营养补充制剂的类型。患者目前热量及蛋白质含量都不达标，在选择营养补充制剂时要综合考虑。

口服营养补充制剂可以补充蛋白质、能量或者二者兼有，常常辅以糖聚合体、脂肪、维生素和微量元素，它和静脉营养制剂一样被证明可有效增加患者的合成代谢。口服营养制剂有固状、粉末状或液状，品种繁多。通常每天2～3次，推荐在正餐后1 h或透析当中摄入，能提供额外能量7～10 kcal/kg、蛋白质0.3～0.4 g/kg。研究显示，服用口服营养制剂的患者体重或体重指数增

加，握力、瘦体重、内脏合成蛋白质水平如血白蛋白和转铁蛋白得到改善。

口服营养制剂使用的限制主要是依从性较差和价格昂贵。患者不能耐受的主要原因包括恶心、烧灼感、腹胀、腹泻及高血糖等。因此应在患者服用过程中注意观察有无上述不良反应，帮助患者选择恰当的、可耐受的口服营养制剂。嘱咐患者不要随意选择市场上的"营养品"。常见营养补充制剂的类型见表1-4-5。

表1-4-5 常用肠内营养补充制剂

分类	商品名	规格	每份用量	每份能量（kcal）	每份蛋白质含量（g）	每份含钙（mg）	每份含磷（mg）	每份含钾（mg）	每份含钠（mg）	特点
全营养配方	安素	400 g	55.8 g（6勺）	250	9.0	128	128	374	200	无膳食纤维
	益力佳SR	400 g	52 g（6勺）	220	11.0	250	235	370	210	适合糖尿病患者
	匀浆膳（普通型）（沛可）	500 g	50 g/袋	221	9.5	120	80	200	200	
	匀浆膳（DM型）（沛可）	500 g	50 g/袋	206	10.0	120	80	200	200	
	匀浆膳（肾病型）（沛可）	500 g	50 g/袋	213	4.5	125	44	62.5	75	
组件类（脂肪）	费瑞卡	120 ml	120 ml/瓶	600	0.0	—	0	0	22	高能量密度
组件类（蛋白类）	乳清蛋白粉（君蓓）	15 g×25条	15 g/条	60	12.0	—	—	—	25	
	乳清蛋白粉（甚佳）	300 g	自行称量以15 g/份计	62	12	—	—	—	26	
	乳清蛋白粉（纽特舒玛）	23.2 g	—	89	20	—	—	—	84	
其他类型	倍瑞益	200 ml	—	400	6	—	130	200	170	高能量、低蛋白质
	倍瑞搏	200 ml	—	300	20	—	240	256	104	有瓶装、袋装
	倍瑞康	200 ml	—	301	20	—	240	260	110	香草口味
	贝瑞苹	200 ml	—	300	15	—	—	—	26.6	
	达美高（透析型）（营康）	250 ml	250 ml/瓶	425	19.0	212.5	170	225	200	
	达美高（非透析型）（营康）	250 ml	250 ml/瓶	425	10.5	199.75	146	219	175	
	麦和有道乳清蛋白粉固体饮料	100 g	—	380	80		36	32	535	

根据患者目前情况，选择安素及甚佳（高纯）乳清蛋白粉。安素并非肾病专用营养补充制剂，它的钠、钾、磷含量较高，但口感易于患者接受、性价比高、购买渠道较多，且属于全能营养补充制剂。结合临床推荐患者每日服用安素 50 g，可提供 225 kcal 热量、7.95 g 蛋白质，故再给予 10 g 甚佳（高纯）橙味的蛋白粉（患者喜欢橙味），使患者总的蛋白质摄入量达到 63.4 g，总热量达到 1786 kcal，满足机体需要。

（8）平衡膳食的原则：指导患者在保证充足热量的前提下，减少油脂类、饮料零食的摄入，减少外出就餐的频率，以防止发生营养不良。选择多样化、营养合理的食物（图 1-4-3）。

3. 指导患者认识血磷的正常值及高磷血症的危害（详见相关章节）。

4. 为患者提供预防跌倒的健康教育相关知识（详见相关章节）。

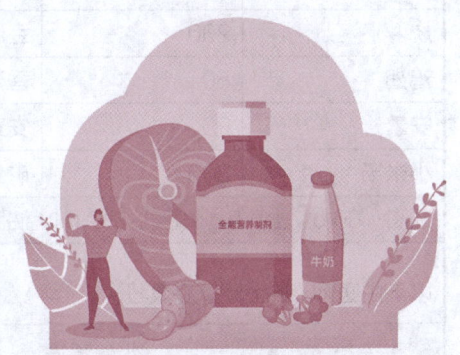

图 1-4-3　合理饮食

护理人员应重视患者对跌倒风险的感知程度，结合患者的自理能力、跌倒恐惧以及对易致跌药物认知状况提供个性化的健康教育和安全指导，以提高患者对跌倒预防的依从性和效果。

六、健康教育后的效果

患者改变饮食摄入后 3 个月，护士请患者进行了 3 日饮食食谱记录（表 1-4-6），又复查了血生化指标（表 1-4-7），白蛋白升高。2023 年 5—7 月患者 3 日膳食调查见图 1-4-4。应用食谱计算器计算患者 3 日膳食营养成分，其中 3 日平均热量摄入量为 1473.2 kcal、3 日平均蛋白质为 68.5 g、3 日优质蛋白比例 > 50%。

表 1-4-6　3 日膳食称重记录单

6月6日（透析日）		6月7日（透析日）		6月8日（透析日）	
食物	食物的量（g）	食物	食物的量（g）	食物	食物的量（g）
早餐		早餐		早餐	
豆粉	30	米粥	200	牛奶	200
菜包子	50	肉包子	50	菜包子	50
安素	25	安素	25	安素	25
鸡蛋	120	鸡蛋	50	炒白菜	50
黄瓜	50	煮萝卜	50	煮鸡蛋	50
午餐		午餐		午餐	
米饭	50	鸡蛋	50	面条	300
炒白菜	200	猪肉	75	培根	50
蛋白粉	10	面	25	炒豆芽	100
牛肉	25	炒蘑菇	30	蛋白粉	10
		蛋白粉	10		

（续表）

6月6日（透析日）		6月7日（透析日）		6月8日（透析日）	
食物	食物的量（g）	食物	食物的量（g）	食物	食物的量（g）
晚餐		晚餐		晚餐	
面条	100	刀削面	150	馄饨	50
烧萝卜	200	豆腐	100	炖猪肉	75
鸡翅	50	香蕉	200	西瓜	50
安素	25	安素	25	安素	25
小米汤	300	矿泉水	300	矿泉水	300
油脂：30 g　盐：5 g　酱油：10 ml		油脂：30 g　盐：5 g　酱油：10 ml		油脂：30 g　盐：5 g　酱油 10 ml	

以下由医师/护士计算后填写：

第1天				
能量 1469.2 kcal	蛋白质 71.4 g	优质蛋白 40.5 g	碳水化合物 143 g	脂肪 70.1 g
钙 446.8 mg	磷 713.5 mg	钾 1737.2 mg	钠 5224.2 mg	水 1200 ml
第2天				
能量 1424.2 kcal	蛋白质 66.4 g	优质蛋白 40.5 g	碳水化合物 211.5 g	脂肪 59.2 g
钙 300.1 mg	磷 651.4 mg	钾 1557.7 mg	钠 3114.9 mg	水 1340 ml
第3天				
能量 1526.2 kcal	蛋白质 67.6 g	优质蛋白 40.5 g	碳水化合物 138.9 g	脂肪 94 g
钙 282.8 mg	磷 751.8 mg	钾 1274.7 mg	钠 3882.5 mg	水 1275 ml

注：食谱计算采用开同食谱计算器。

表1-4-7　健康教育后患者血生化指标

日期	血红蛋白（g/L）	白蛋白（g/L）	磷（mmol/L）	钾（mmol/L）	校正钙（mmol/L）	尿酸（μmol/L）	T-CO_2（mmol/L）
2023.5.6	100 ↓	34 ↓	2.06 ↑↑	4.6	2.32	446 ↑	26.20
2023.6.28	136 ↑	37.3 ↓	1.19	4.5	2.41 ↑	441 ↑	28.60
2023.7.28	125 ↑	38.5 ↓	1.2	4.2	2.33	400	27.00

注：T-CO_2：总二氧化碳。

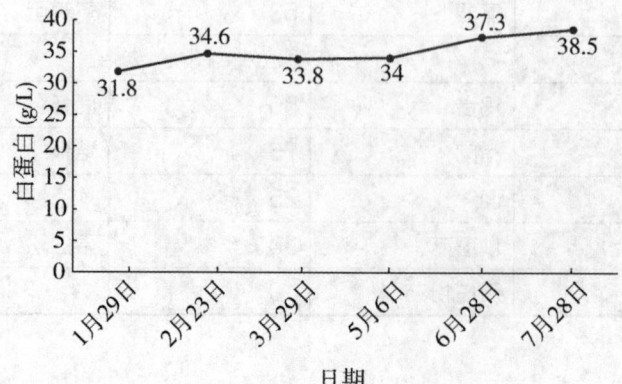

图1-4-4　患者近半年血白蛋白对比

七、护理体会

本案例中,护理人员主要应用了提高患者优质蛋白摄入、增加营养补充制剂和改变饮食习惯的健康指导方法。分析患者白蛋白低的主要原因为:①优质蛋白摄入不足;②营养补充制剂认识不足。根据以上原因,向患者发放适合肾病患者服用的营养补充制剂的学习材料,并强调了优质蛋白足量摄入的重要性。通过护理人员和患者的共同努力,结合口服营养补充制剂,增加了优质蛋白的摄入量,规律饮食,保持规律透析,3个月后白蛋白达到了预期目标,并且通过自身行为的改变,也改变了患者焦虑的心境。

【参考文献】

[1] T/CNSS020—2023,食物交换份,中国营养学,2023-06-12.
[2] WS/T557—2017,慢性肾脏病患者膳食指导,中华人民共和国国家卫生和计划生育委员会,2017-08-01.
[3] 石汉平.肿瘤营养疗法.中国肿瘤临床,2014(18):1141-1144.
[4] 曹伟新.围手术期肿瘤患者营养支持疗法的认识和实践.中华临床营养杂志,2012,20(2):65-68.
[5] Bozzetti F, Arends J, Lundholm K. ESPEN guidelines on parenteral nutrition: non-surgical oncology. Clinical Nutrition, 2009, 28 (4): 445-454.
[6] Veeneman J M, Kingma H A, Boer T S, et al. Protein intake during hemodialysis maintains a positive whole body protein balance in chronic hemodialysis patients. AJP Endocrinology and Metabolism, 2003, 284 (5): E954-965.
[7] Pupim L B, Majchrzak K M, Flakoll P J, et al. Intradialytic oral nutrition improves protein homeostasis in chronic hemodialysis patients with deranged nutritional status. Journal of the American Society of Nephrology, 2006, 17 (11): 3149-3157.
[8] Ikizler T A, Cano N J, Franch H, et al. Prevention and treatment of protein energy wasting in chronic kidney disease patients: a consensus statement by the International Society of Renal Nutrition and Metabolism. Kidney International, 2013, 84 (6): 1096-1107.
[9] 王海燕,赵明辉.肾脏病学.4版.北京:人民卫生出版社,2020:1852-1853.
[10] 中国医师协会肾脏内科医师分会,中国中西医结合学会肾脏疾病专业委员会营养治疗指南专家协作组.中国慢性肾脏病营养治疗临床实践指南(2021版).中华医学杂志,2021,101(8):539-559.

(王红岩　许　莹)

小　结

低白蛋白血症与透析患者的预后不良有关。有研究显示,低白蛋白血症可能增加患者的心血管事件、住院风险和全因死亡风险。低白蛋白血症的发生原因是多方面的,包括饮食摄入不足、肝合成不足、高分解状态和丢失过多等。透析患者低白蛋白血症发生率较高,除了与微炎症状态和肾或腹透液丢失有关外,还与饮食蛋白质摄入不足或结构比例不合理有关。

本章展示了临床常见的透析患者低白蛋白血症的几个典型案例。通过问诊、查体、实验室检查、膳食调查和营养评分等多种手段,评估了低白蛋白血症的可能原因,包括缺乏营养学知识,如不了解肾病食物交换份、磷/蛋白质比值等基本概念,摄入的总热量和总蛋白质不足;或蛋白质摄入结构不合理,优质蛋白摄入明显不足。针对患者存在的问题,给予患者个体化的饮食指导和生活方式干预，包括增加优质蛋白摄入量、尽量选取磷/蛋白质比值低的食物、使用 α-酮酸和加强运动等，取得了良好的疗效。

综上，饮食干预是透析患者综合管理的重要环节，定期对患者进行营养评估，早期发现存在营养风险的患者，及时给予饮食指导，可以有效改善透析人群的营养状况、生活质量甚至远期预后。并且营养治疗成本低廉、疗效明确、安全性高，有着药物和透析治疗不可替代的优势，值得医护人员更加重视并应用于日常工作中。

（王 琰）

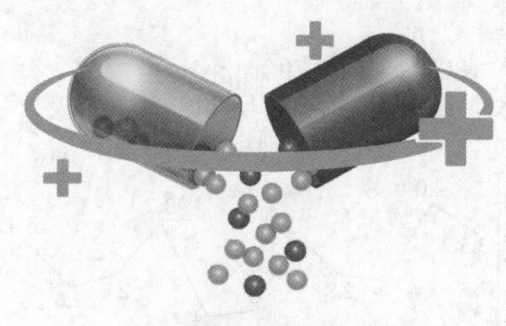

第二章

透析患者高磷血症的膳食案例分析及健康指导

第一节 一例血液透析患者高磷血症的膳食分析及健康指导1

【摘要】本个案通过调查一位原发病为糖尿病肾病的维持性血液透析患者的饮食及生活习惯，结合实验室检查指标，分析其存在的问题，提出改善方案。该患者透析龄6年，进行血液透析联合血液灌流、血液透析滤过治疗，透析充分性达标。患者的主要问题为持续高磷血症，同时伴有血钾、血钙及容量控制不佳，已出现多处血管钙化。通过分析患者的饮食记录和生活习惯，发现该患者对终末期肾病的饮食知识缺乏、服药依从性较差。护士就高磷血症的危害、如何降低饮食磷的摄入、药物降磷等相关知识进行指导，使用简易服药依从性量表等辅助手段提高降磷药的服药依从性，患者高磷血症有明显改善。

【关键词】血液透析；高磷血症；服药依从性

一、病例简介

（一）现病史

患者女性，57岁，23年前（2000年）确诊为糖尿病，未予重视及规律治疗。2012年出现水肿伴乏力，血肌酐升至110 μmol/L，病理诊断为糖尿病肾病。此后未规律治疗，血肌酐逐渐升高，于2014年4月10日步行收入院并行首次血液透析治疗。

患者既往有高血压病史10年，长期口服盐酸特拉唑嗪、厄贝沙坦、美托洛尔、硝苯地平等药物，血压控制不佳，平素血压波动在（120～190）/（60～90）mmHg。否认药物及呼吸道过敏史。首次透析至今未出现透析器及管路过敏反应。

患者的血管通路史：2014年2月25日行左侧自体动静脉内瘘成形术，启用时间2014年5月19日。2019年10月29日血管彩超示瘘口处小斑块形成，可见左前臂动脉瘤形成。

（二）近1个月主诉及病情变化

1. 主诉：双下肢小腿胀痛、僵硬不适。

2. 近1个月（2020年5月）透析前、后血压变化：血液透析治疗上机前波动在（169～191）/（71～81）

mmHg,下机后波动在(129~180)/(64~79)mmHg。

3. 近1个月(2020年5月)超滤量(图2-1-1)

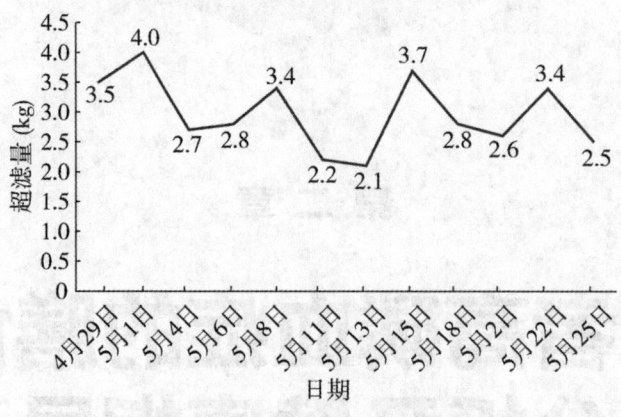

图 2-1-1 2020年5月超滤量

4. 睡眠状态：睡眠不佳，晨起精神差；有午睡习惯，时长1~3 h；夜间睡眠不规律，睡眠间断：通常10:00 pm—次日00:30 am入睡，凌晨失眠，3:30 am—6:00 am可继续入睡或仍失眠，平均夜间睡眠时长3~6 h。

5. 二便情况：无尿具体时间不详。大便规律，2~3次/天，正常形态，偶有便秘，便秘时自服乳果糖促排便。

（三）体格检查

体温36.3℃，血压169/71 mmHg，脉搏75次/分，呼吸18次/分，身高156.3 cm，体重45.3 kg。神清语利，无腹水，颜面部及双下肢无水肿。

血管通路物理检查　视诊：皮肤清洁，无红肿、渗血及破损表现，吻合口上方5 cm处动脉瘤形成，直径2.5 cm，双侧肩颈、胸壁、颜面部无红肿及浅表血管扩张。触诊：吻合口及瘘体震颤良好，无异常增强、减弱或消失；瘘体血管壁弹性良好，无搏动增强或减弱、消失。听诊：可闻及内瘘血管杂音弥漫、连续、低调、收缩期/舒张期均存在。举臂试验（-），搏动增强试验（-）。

（四）近3个月实验室检查（表2-1-1）

表 2-1-1　2020年2—4月血生化指标

日期	血红蛋白(g/L)	白蛋白(g/L)	甘油三酯(mmol/L)	低密度脂蛋白胆固醇(mmol/L)	钙(mmol/L)	磷(mmol/L)	钾(mmol/L)	尿酸(μmol/L)
2月17日	118	40.0	1.03	2.44	2.51↑	2.21↑↑	5.72	510↑
3月23日	111	42.6	1.12	3.34	2.22	2.28↑↑	5.93↑	454↑
4月20日	100↓	41.4	1.18	3.01	2.47↑	2.44↑↑	6.24↑	538↑

日期	血糖(mmol/L)	T-CO$_2$(mmol/L)	CRP(mg/L)	iPTH(pg/ml)	Kt/V	URR(%)	铁蛋白(ng/ml)	转铁蛋白饱和度(%)
2月17日	9.91↑	25.5	—	—	1.56	72.2	—	—
3月23日	7.67↑	23	1.3	—	—	—	512.6↑	34.9
4月20日	8.16↑	21.2↓	—	261.9	1.36	66.5	—	—

注：T-CO$_2$：总二氧化碳；CRP：C反应蛋白；iPTH：全段甲状旁腺激素；Kt/V：周尿素清除指数；URR：尿素下降率。

（五）其他辅助检查

1. 超声心动检查提示：左房扩大、左室肥厚、二尖瓣轻度反流、主动脉瓣轻度反流、左室舒张功能减退、射血分数 68.4%、左室舒张末内径 4.6 cm、左室收缩末内径 2.9 cm。

2. 双光能 X 线骨密度：T 值：Hip：-1.4；lumber Spine：-1.4。

3. 其他影像学检查：双髋关节退行性变（图 2-1-2a、图 2-1-2b），腹主动脉中远段管壁钙化（图 2-1-2c），双下肢动脉硬化伴斑块形成（图 2-1-2d）。

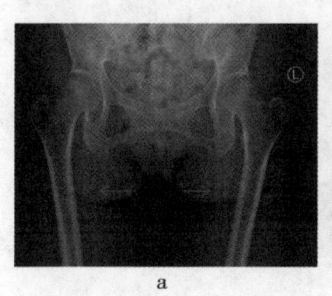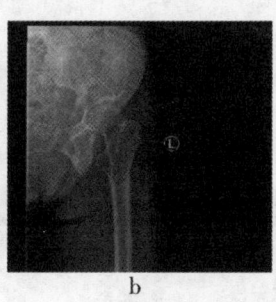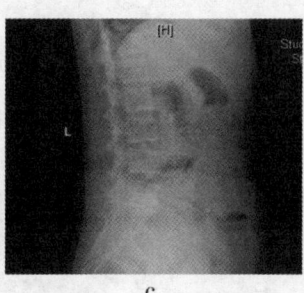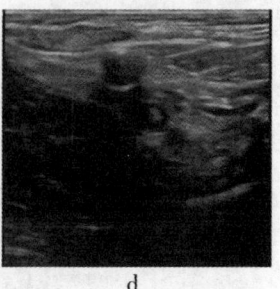

图 2-1-2　患者影像学资料

（六）诊断

慢性肾病 5 期
　　糖尿病肾病
　　维持性血液透析
　　高磷血症
　　肾性贫血
　　肾性高血压
　　高钾血症
　　代谢性酸中毒
　　继发性甲状旁腺功能亢进
　　高尿酸血症

（七）透析治疗方案

规律透析，HD：3 次 / 周，HDF：2 次 / 月，HP + HD：2 次 / 月；血流速度 250 ml/min，透析液流速 500 ml/min；透析液处方：钠 138 mmol/L、钙 1.25 mmol/L、钾 2.0 mmol/L、碳酸氢根 35 mmol/L；抗凝方案：低分子肝素钙 4000 U/ 次，透析时静脉注射；静脉药物：左卡尼汀 1.0 g/ 次，透析后静脉注射；促红细胞生成素 4000 U/ 次，透析后静脉注射，3 次 / 周。口服药物见表 2-1-2。

表 2-1-2　患者口服药物列表

药物作用	名称	剂量	用法
控制血糖	阿卡波糖片 格列喹酮片	50 mg 30 mg	3 次 / 日（餐中） 3 次 / 日（餐前）
活性维生素 D	骨化三醇	1 μg	3 次 / 周，透析日睡前
磷结合	碳酸镧咀嚼片	1000 mg	3 次 / 日（进餐时）
控制血压、心率	厄贝沙坦片 盐酸特拉唑嗪片 琥珀酸美托洛尔缓释片 硝苯地平控释片	0.15 g 2 mg 47.5 mg 30 mg	2 次 / 日 1 次 / 晚 1 次 / 日 2 次 / 日
纠正酸中毒	碳酸氢钠	1.0 g	3 次 / 日
改善睡眠	地西泮	5 mg	1 次 / 晚

二、营养评估

（一）人体测量

身高 156.3 cm，体重 45.3 kg，BMI 18.6 kg/m^2（正常）。上臂围 22 cm（轻度减少），肱三头肌皮褶厚度 10.1 mm（皮下脂肪中度减少），上臂肌围 18.55 cm（肌肉量中度减少），握力 21.7 kg（正常）。

（二）营养评分

主观综合营养评分（SGA）：营养好 A（图 2-1-3）。

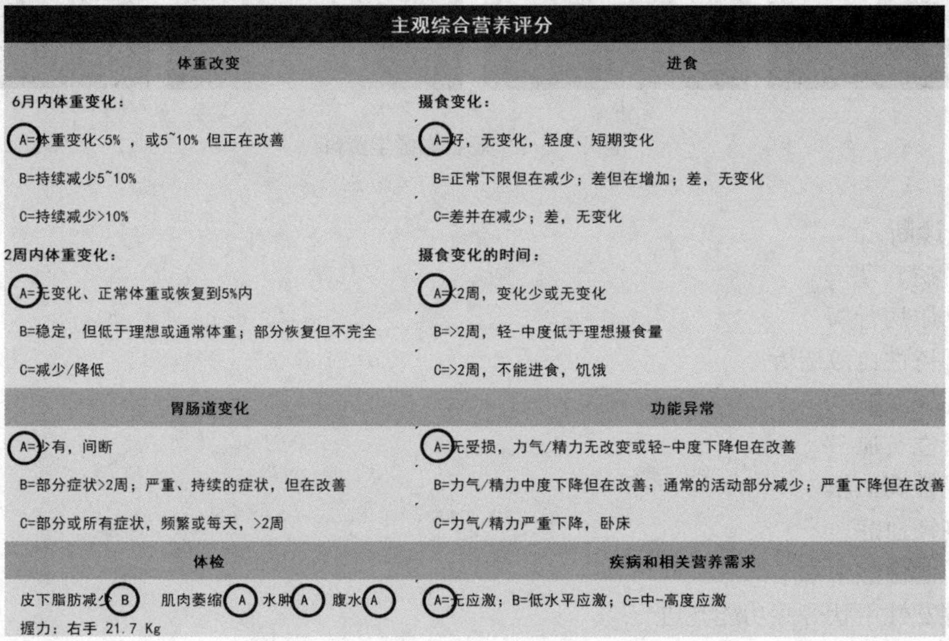

主观综合营养评分

体重改变 | 进食

6月内体重变化：
A=体重变化<5%，或5~10% 但正在改善
B=持续减少5~10%
C=持续减少>10%

2周内体重变化：
A=无变化、正常体重或恢复到5%内
B=稳定，但低于理想或通常体重；部分恢复但不完全
C=减少/降低

摄食变化：
A=好，无变化，轻度、短期变化
B=正常下限但在减少；差但在增加；差，无变化
C=差并在减少；差，无变化

摄食变化的时间：
A=<2周，变化少或无变化
B=>2周，轻-中度低于理想摄食量
C=>2周，不能进食，饥饿

胃肠道变化：
A=少有，间断
B=部分症状>2周；严重、持续的症状，但在改善
C=部分或所有症状，频繁或每天，>2周

功能异常：
A=无受损，力气/精力无改变或轻-中度下降但在改善
B=力气/精力中度下降但在改善；通常的活动部分减少；严重下降但在改善
C=力气/精力严重下降，卧床

体检：
皮下脂肪减少 B　肌肉萎缩 A　水肿 A　腹水 A
握力：右手 21.7 Kg

疾病和相关营养需求：
A=无应激；B=低水平应激；C=中-高度应激

图 2-1-3　患者主观综合营养评分（截图）

（三）膳食调查

根据当日实验室检查，对患者进行 24 h 回顾调查是经常使用也是最简单的膳食调查方法，在实际工作中一般连续回顾 3 日。本案例中的患者不能复述出 1 日中所有食物，因此又进行了 7 日食物频数调查，用以研究 1 周内日常摄入量和患者饮食习惯与慢性疾病的关系。

1. 24 h 膳食回顾调查：依据中国肾病食品交换份，估算摄入谷薯类 3 份，水果类 2 份，瓜类、绿叶类蔬菜合计 2 份，肉、蛋、大豆等优质蛋白类 3～4 份，油脂类 3 份（表 2-1-3）。

表 2-1-3　患者 24 h 膳食回顾调查

餐次	食品名称	原料重量（g）	酒、水、饮料（ml）	进餐地点
早餐	挂面	100	含水 200	家中
	鸡蛋 黄花菜 木耳	鸡蛋 30		
加餐	香椿、黄豆	20		
中餐			椰奶 550	家中
	不详		无糖可乐 300	
加餐	苹果 梨 哈密瓜	400＋		家中

（续表）

餐次	食品名称	原料重量（g）	酒、水、饮料（ml）	进餐地点
晚餐	烤鸭	优质蛋白约150 火烧50	1000	餐馆
	炒丝瓜（面筋、青豆）			
	干炸丸子			
	卤煮火烧			
加餐				

2. 食物频率/数调查：主食以米饭为主，近期喜食生菜、香椿、黄豆、油炸食品、膨化类零食，水果摄入不控制，每日1颗核桃（表2-1-4）。

表2-1-4 食物频率/数调查

食物种类	食用次数（/周）				
	0次	1次	2~3次	4~6次	7次及以上
谷薯类					√米饭
杂豆类	√				
蔬菜类					生菜、香椿
菌藻类	√				
水果类					√
蛋类					每日2个蛋清
水产品		√			
畜禽肉					√
动物肝		√卤煮			
血制品	√				
大豆制品					黄豆
坚果					每日1个核桃
奶及奶制品					每日喝酸奶
油炸、烧烤食品					炸花椒盐、炸香椿
零食					芝士酥
饮料		椰奶、可乐			

三、心理、跌倒评估

焦虑自评量表（SAS）：34分（正常）；抑郁自评量表（SDS）：44分（轻度抑郁）。跌倒评分（Morse）：30分（跌倒中度风险）。

四、健康教育问题

1. 心理问题：患者属于内向、被动、紧张、依赖型人格特征，饮食和生活作息行为依赖于配偶主观意见，由于实验室指标异常，存在焦虑、抑郁情绪，持自暴自弃的生活态度。

2. 知识缺乏：知道自己的疾病及部分诊断，但对自我健康管理知识缺乏，如不了解高磷血症的危害、磷结合剂的药物作用、什么是食物添加剂及其危害、什么是磷/蛋白比值。

3. 营养评估分析

（1）人体测量：体型瘦小，BMI为18.6 kg/m²，属于正常值（18.5～23.9 kg/m²）低限范围，透析间期体重增长＞干体重5%。

（2）问卷调查：营养状况良好。

（3）膳食调查：饮食描述不详，水、盐控制差，加工类食品、水果、饮料、油脂摄入频率高。

（4）实验室检查：贫血、高磷血症、高钾血症、代谢性酸中毒、高尿酸血症等。

五、健康指导

（一）能量和营养素推荐摄入量

1. 计算标准体重：[156.3（cm）−100]×0.9（kg）−2.5（kg）＝48.17（kg），患者实际体重45.3 kg在理想体重范围。

2. 能量摄入：患者年龄≤60岁，需维持在146 kJ（35 kcal）/（kg·d）。根据患者的活动量、饮食史、合并疾病及应激状况进行调整，推荐每日能量摄入1600～1700 kcal。

3. 蛋白质摄入推荐量为1.0～1.2 g/（kg·d），合48～58 g/d，其中至少50%来自优质蛋白，为25～30 g/d。

4. 脂肪供能比为25%～35%，高温油炸食品以及膨化食品中有较多反式脂肪酸，且无机磷含量较高，应控制食用频率。

5. 在合理摄入总能量的基础上适当提高碳水化合物的摄入量，碳水化合物供能比应为55%～65%。限制精制糖摄入。

6. 计算每日所需以食物蛋白质为基础的交换份份数（计算方法详见第一章），其中谷薯类（即主食等）4～5份（含蛋白质16～20 g），瓜类蔬菜250 g（0～1 g蛋白质），叶类蔬菜250 g（4 g蛋白质），水果1份（0～1 g蛋白质），肉、蛋、奶、大豆类4～5份（28～35 g蛋白质），油脂类2份（0 g蛋白质）。

7. 平衡膳食的原则：指导患者在保证热量充足的前提下，减少油脂类、饮料、零食的摄入，减少外出就餐的频率。在蛋白质摄入适宜的同时，保证充足的能量摄入，以防止营养不良发生。选择多样化、营养合理的食物。

（二）指导患者认识血磷的正常值及高磷血症的危害

人体血清磷的正常值是0.81～1.45 mmol/L。在临床上将血清磷的升高分为几个水平：①轻度升高：＞1.45 mmol/L且≤1.78 mmol/L；②中度升高：＞1.78 mmol/L且≤2.26 mmol/L；③重度升高：＞2.26 mmol/L。

肾是清除磷的主要器官，透析患者由于肾衰竭，普遍存在高磷血症。据调查，我国透析人群血磷控制情况不理想，超过一半的患者存在高磷血症。研究发现慢性肾病患者因心脏病死亡率较年龄、性别匹配的无慢性肾病患者高20～30倍，在年轻的透析患者，心血管疾病死亡率甚至高出30～100倍，血磷每升高0.323 mmol/L，心血管死亡风险上升50%。高磷血症不仅与心血管疾病的发生有关，而且还增加透析患者的总死亡率。同时，高磷血症可加速血管钙化、转移性钙化、肾病的进展及导致继发性甲状旁腺功能亢进、皮肤瘙痒等。因此，建议透析患者尽量将血清磷的水平控制在正常范围，即0.81～1.45 mmol/L。

在临床上，当患者血清磷处于轻度升高时（＞1.45 mmol/L且≤1.78 mmol/L），患者仍需要控制饮食磷的摄入，并在医师指导下口服磷结合剂，尽可能控制血磷≤1.45 mmol/L；当出现中、重度升高时，应把握透析患者控磷三要素，即严格限制饮食中磷的摄入（建议低磷饮食，即饮食中磷摄入不超过800～1000 mg/d）；按时遵医嘱服用磷结合剂，充分透析，从而增加透析治疗对磷的清除。

就本案例而言，护理人员主要把握了饮食控磷和提高药物依从性两个关键点，指导患者改善生活和饮食习惯。通过24h回顾膳食调查及食物频率调查发现，患者体型瘦小，营养良好，每日热量和蛋白质摄入尚可。导致患者血磷升高的主要原因为：①喜好含添加剂的零食和饮料；②药物依从性差；③缺乏对食物磷/蛋白比值的认识；④近1周连续进食黄豆作为佐餐食品。根据以上分析，首先鼓励本案例中的患者戒除零食和饮料，减少食品添加剂摄入，多选择低磷/蛋白比值的食物，并强调了口服磷结合剂的重要性。

（三）提高患者药物依从性

口服磷结合剂是肾病预后质量倡议（Kidney Disease Outcomes Quality Initiative，KDOQI）、改善全球肾脏病预后组织（Kidney Disease：Improving Global Outcomes，KDIGO）、中华医学会肾脏病学会（Chinese Society of Nephrology，CSN）指南共同推荐的降磷方案，而患者服药依从性与血磷控制水平密切相关。目前磷结合剂的应用种类有：含铝、镁磷结合剂，含钙磷结合剂（碳酸钙、醋酸钙），非钙非铝树脂类磷结合剂（司维拉姆），非钙非铝非树脂类磷结合剂（碳酸镧）及其他（活性炭、烟酰胺、大黄等）。例如，本案例患者服用的碳酸镧是一种高效磷结合剂，应指导患者在服用时将其嚼碎/碾碎后随餐服用或饭后立即服用，不宜空腹服药。在生活中难免有外出就餐的时刻，可在全天摄入磷结合剂总剂量不变的前提下，根据每餐的磷摄入量调整每餐磷结合剂使用剂量，如：当中午聚餐时，将医嘱2片/每日3次，改为早餐2片、中餐3片、晚餐1片，而全天药物总剂量不变。当口头宣讲并不能增加患者药物和饮食行为的改变时，本案例中护理人员应用了简易服药依从性量表辅助患者养成良好的用药习惯（表2-1-5）。

表2-1-5 简易服药依从性问卷

调查条目	结果
1. 你是否曾经忘记服药？	1=是，0=否
2. 你是否一直按时服药？	1=是，0=否
3. 你是否会因为不舒服而自行停止服药？	1=是，0=否
4. 你是否会在周末忘记服药？	1=是，0=否
5. 上周你有几次未服药？	0=0次，1=1~2次，2=3~5次，3=6~10次，4=>10次
6. 自上次门诊后到现在你有几天未服药？	0=<3次，1=≥3次

六、控制磷摄入的效果

控制磷摄入后1个月，护士请患者进行了3日饮食食谱记录（表2-1-6），又复查了血生化指标（表2-1-7），血磷降至正常范围，同时血钾、血尿酸水平也有所改善。2020年1—6月患者血磷情况见图2-1-4。通过患者3日饮食分析，应用食谱计算器计算患者3日膳食热量（1600±kcal）、蛋白质（60±g）、优质蛋白（50%±）以及膳食磷（800±mg）摄入量符合推荐摄入量。

表2-1-6 3日膳食称重记录单

第1天（透析日）		第2天（非透析日）		第3天（周末）	
食物	食物的量（g）	食物	食物的量（g）	食物	食物的量（g）
早餐		早餐		早餐	
花卷	50	蛋清	60	蛋清	60
炒生菜	100	花卷	50	馒头	50
酱牛肉	50	挂面	75	炒圆白菜	100

(续表)

第1天（透析日）		第2天（非透析日）		第3天（周末）	
食物	食物的量（g）	食物	食物的量（g）	食物	食物的量（g）
早餐		早餐		早餐	
（透中）煮鸡蛋	50	木耳	10	酸奶（加餐）	50 ml
（透中）椰奶	200 ml	鸡蛋	30		
（透中）花卷	50	烧茄子	100		
		烧萝卜	100		
午餐		午餐		午餐	
鸭饼	30	馄饨5个		烙饼	150
100 g		猪肉	50	培根	30
100 g		面	25	炒圆白菜	100
100 g		炒芹菜	30		
100 g		腊肉	20		
晚餐		晚餐		晚餐	
煮玉米	100	刀削面	200	炒洋葱	100
烧茄子	150	小炖肉	30	鸡蛋	20
烧萝卜	100	木耳	10	酱牛肉	50
鸭肉	30	黄瓜	50	炒饼	100
		肉夹馍	51	酸奶（加餐）	50 ml
		猪肉	50	膨化食品（加餐）	2块
		玉米粥	250		
		荔枝（加餐）	50		
		苹果（加餐）	100		
矿泉水	750 ml	矿泉水	750 ml	矿泉水	750 ml
油脂： g 盐： g 酱油： ml		油脂： g 盐： g 酱油： ml		油脂： g 盐： g 酱油： ml	

以下由医师/护士计算后填写：

第1天

能量 1594 kcal	蛋白质 66 g	优质蛋白 44 g	碳水化合物 143 g	脂肪 89 g
钙 307 mg	磷 837 mg	钾 1946 mg	钠 3465 mg	水 1909 ml

第2天

能量 1812.7 kcal	蛋白质 61.4 g	优质蛋白 33 g	碳水化合物 230 g	脂肪 76 g
钙 185 mg	磷 757 mg	钾 1408 mg	钠 3189 mg	水 1745 ml

第3天

能量 1628 kcal	蛋白质 68.4 g	优质蛋白 34.5 g	碳水化合物 261 g	脂肪 40.86 g
钙 602.3 mg	磷 907.1 mg	钾 2090 mg	钠 3645 mg	水 1255 ml

注：食谱计算采用开同食谱计算器。

表 2-1-7　健康教育前后患者血生化指标对比

日期	血红蛋白（g/L）	尿酸（μmol/L）	钾（mmol/L）	磷（mmol/L）	钙（mmol/L）	T-CO$_2$（mmol/L）
4-20	100	538↑	6.24↑	2.44↑↑	2.47↑	21.2↓
6-16	102↓	392	5.23	1.16	2.49↑	22.3

注：T-CO$_2$：总二氧化碳。

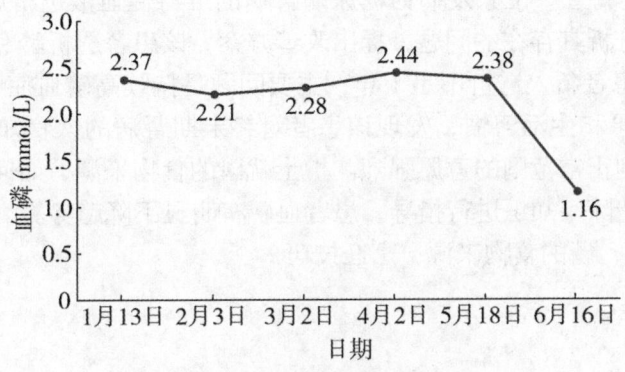

图 2-1-4　膳食教育前后患者血磷对比

七、护理体会

本案例中，护理人员主要把握了提高药物依从性和减少深加工食物摄入两个关键点，指导患者改善生活和饮食习惯。分析患者血磷升高的主要原因为：①药物依从性差；②喜好口感酥脆的膨化零食和饮料；③缺乏食物磷/蛋白比值知识；④在肉蛋类摄入足量的基础上，近1周连续进食黄豆作为佐餐食品。根据以上分析，首先鼓励本案例中的患者戒除零食和红酒、饮料摄入，发放了食物磷/蛋白比值的学习材料，并强调了口服磷结合剂的重要性。通过护理人员和患者的共同努力，患者认真服药，减少了饮料、红酒、芝士酥摄入，从而减少了无机磷的摄入来源。逐渐控制减少外出就餐，规律饮食，保持规律透析，1个月后血磷达到了预期目标，代谢性酸中毒的指标也得到了改善。通过自身行为的改变，也改变了患者焦虑、抑郁的心境。

【参考文献】

[1] 王陇德，陈伟.营养与疾病预防—医学减重管理手册.北京：人民卫生出版社，2021.
[2] WS/T 557—2017 慢性肾脏病患者膳食指导.
[3] Weiner D E, Tighiouart H, Amin M G, et al. Chronic kidney disease as a risk factor for cardiovascular disease and all-cause mortality: a pooled analysis of community-based studies. J Am Soc Nephrol, 2004, 15 (5): 1307-1315.
[4] Foley R N, Parfrey P S, Sarnak M J. Clinical epidemiology of cardiovascular disease in chronic renal disease. Am J Kidney Dis, 1998, 32 (5 Suppl 3): S112-S119.
[5] Moe S M, Zidehsarai M P, Chambers M A, et al. Vegetarian compared with meat dietary protein source and phosphorus homeostasis in chronic kidney disease. Clin J Am Soc Nephrol, 2011, 6 (2): 257-264.
[6] 徐辉，朱丽，李国祝，等.简化服药依从性问卷提高血液透析患者口服磷结合剂依从性的应用.中国血液净化，2020，19 (3): 197-200.

(王　颖　刘丽茹)

第二节　一例血液透析患者高磷血症的膳食分析及健康指导2

【摘要】 本个案通过调查一位原发病为糖尿病肾病的维持性血液透析患者的饮食及生活习惯，结合实验室检查指标，分析其存在的问题，提出改善方案。该患者透析龄9月余，进行血液透析治疗，透析充分性达标。患者新入透析不足1年，主要问题是持续高磷血症，已出现多处血管钙化。通过分析患者的饮食记录和生活习惯，发现该患者对终末期肾病的饮食知识缺乏，有肾移植的计划，对控制实验室指标到正常范围的意愿强烈。护士就磷的食物来源、如何应用烹饪技巧降低饮食磷的摄入、透析对磷的清除等知识进行指导，患者血磷有明显下降趋势。

【关键词】 高磷血症；磷的食物来源；烹饪技巧

一、病例简介

（一）现病史

患者男性，50岁，确诊2型糖尿病20余年，发现尿蛋白阳性伴肌酐进行性升高6年余。2021年11月实验室检查提示肌酐781 μmol/L，考虑患者为慢性肾病5期，次月入院行自体动静脉内瘘成形术，出院后于慢性肾脏病门诊随诊。2022年7月18日肌酐升高至1142 μmol/L，血压168/98 mmHg，血磷2.22 mmol/L，皮肤瘙痒严重，于2022年7月27日正式进入血液透析。

患者诊断2型糖尿病21年，糖尿病周围神经病变，2016年因糖尿病视网膜病变行双眼视网膜光凝术，目前视力对生活无影响。高血压8年，血压最高200/100 mmHg，有动脉粥样硬化合并高脂血症。否认药物、食物、粉尘过敏史，首次透析至今未出现透析器及管路过敏反应。

患者的血管通路史：2021年12月27日行左侧自体动静脉内瘘成形术，启用时间为2022年7月27日。2022年8月11日血管彩超示：血液充盈良好，管腔未见明显狭窄，相关血管血流通畅。

（二）近1个月主诉及病情变化

1. 主诉：皮肤瘙痒。
2. 近1个月（2023年3月）透析前、后血压变化：血液透析治疗上机前波动在（140～187）/（83～96）mmHg，下机后波动在（121～169）/（80～98）mmHg。
3. 近1个月（2023年3月）超滤量：0.3～2.8 kg。
4. 睡眠状态：睡眠良好，每日睡眠时长8 h左右。
5. 二便情况：尿量每日850～1000 ml。平日大便规律，1～2次/天，3月21—23日曾腹泻，每日4～5次。

（三）体格检查

体温36.5 ℃，血压155/83 mmHg，脉搏87次/分，呼吸18次/分，身高168.2 cm，体重64.2 kg。神清语利，无腹水，颜面部及双下肢无水肿。

血管通路物理检查　视诊：皮肤完整性良好；血管走行平直，无红肿、破损、硬结及皮疹表现。触诊：双手皮温正常，吻合口及瘘体震颤良好，穿刺区域血管弹性良好。听诊：可闻及内瘘血管杂音弥漫、连续、低调、收缩期/舒张期均存在。举臂试验（－），搏动增强试验（－）。

（四）近3个月实验室检查（表2-2-1）

表2-2-1 2023年1—3月血生化指标

日期	血红蛋白（g/L）	白蛋白（g/L）	甘油三酯（mmol/L）	低密度脂蛋白（mmol/L）	校正钙（mmol/L）	磷（mmol/L）	钾（mmol/L）	尿酸（μmol/L）
1月9日	107↓	35.7↓	1.45	1.78	2.07↓	2.41↑↑	4.51	483↑
2月13日	107↓	38.9↓	1.55	1.8	2.16	2.0↑↑	4.16	384
3月13日	125↑	39.9↓	1.6	2.16	2.32	1.95↑	5.35↑	371

日期	血糖（mmol/L）	T-CO$_2$（mmol/L）	CRP（mg/L）	iPTH（pg/ml）	Kt/V	URR（%）	铁蛋白（ng/ml）	转铁蛋白饱和度（%）	HbA$_{1c}$（%）
1月9日	12.33↑	18.9↓	—	158↑	—	—	676.2↑	16.744↓	—
2月13日	9.24↑	26.9	—	—	—	—	379.6	36.045	6.2↑
3月13日	—	18.5↓	<0.5	—	1.54	72.6%	448.3	—	—

注：T-CO$_2$：总二氧化碳；CRP：C反应蛋白；iPTH：全段甲状旁腺激素；Kt/V：周尿素清除指数；URR：尿素下降率；HbA$_{1c}$：糖化血红蛋白。

（五）辅助检查

1. 超声心动检查：二尖瓣、三尖瓣轻微反流，左室舒张功能减退，射血分数71.0%，左室舒张末内径5.7 cm，左室收缩末内径3.4 cm。

2. 双光能X线骨密度：T值：脊柱均>0，双侧股骨均>-1.0。

3. 其他影像学检查：双前臂血管钙化（图2-2-1a），双侧股动脉壁钙化（图2-2-1b），腹主动脉少许钙化（图2-2-1c）。

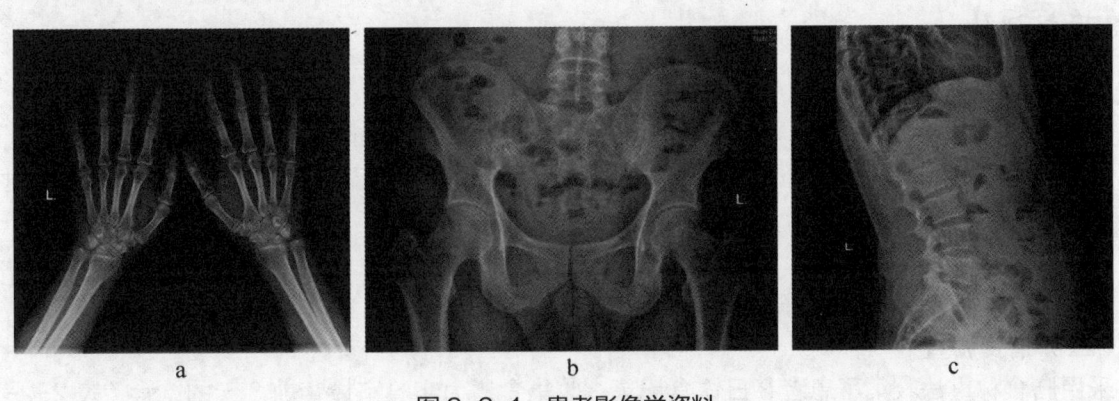

图2-2-1 患者影像学资料

（六）诊断

慢性肾病5期
  糖尿病肾病
  维持性血液透析
  高磷血症
  肾性贫血
  肾性高血压
  高钾血症
  代谢性酸中毒

（七）透析治疗方案

规律透析，HD：3次/周，每次4 h；血流速度：300 ml/min，透析液流速500 ml/min；透析液处方：钠138 mmol/L、钙1.5 mmol/L、钾2.0 mmol/L、碳酸氢根34 mmol/L；抗凝方案：肝素钠，首剂10 mg，维持5 mg×3 h；静脉药物：蔗糖铁100 mg，每月2次，静脉输液。口服药物见表2-2-2。

表2-2-2 患者口服药物列表

药物作用	名称	剂量	用法
控制血糖	胰岛素（诺和灵）	7～8 IU	餐前，透析前停用
纠正矿物质、骨代谢紊乱	盐酸司维拉姆	3200 mg	3次/日（进餐时）
	骨化三醇	0.25 μg	3次/周，透析日睡前
纠正贫血	罗沙司他	100/50/100 mg	3次/周
	叶酸	5 mg	1次/日
控制血压、心率	盐酸贝尼地平	4 mg	4次/周，非透析日
	沙库巴曲缬沙坦钠	50 mg	2次/日
	盐酸阿罗洛尔	10 mg	1次/日
纠正酸中毒	碳酸氢钠	1500 mg	3次/日
其他	维生素D_3	5000 IU	1次/周
	维生素B_1	10 mg	1次/日
	呋塞米	20 mg	2次/日

二、营养评估

（一）人体测量

身高168.2 cm，体重64.2 kg，体质指数（BMI）22.69 kg/m^2（正常）。上臂围31.5 cm（正常），肱三头肌皮褶厚度23.5 mm（男性参考标准8.3 mm），上臂肌围24.12 cm（正常），握力33.3 kg（正常）。

（二）营养评分

主观综合营养评分：营养好（A）。

（三）膳食调查

采用膳食称重法收集了患者3日饮食记录，收集食谱为实验室检查前3天的饮食（表2-2-3）。因患糖尿病多年，患者出于控制血糖的需要，主食中会添加一些粗粮，如玉米面窝头、米饭中添加藜麦等。配偶平日工作，患者午餐经常单独进食，晚餐通常较午餐丰富。平日食量较小，做一个菜经常会连续吃几顿，周末会点外卖炒菜调节饮食。

表2-2-3 患者3日膳食称重记录单

第1天（透析日）		第2天（非透析日 周末）		第3天（非透析日 周末）	
食物	食物的量（g）	食物	食物的量（g）	食物	食物的量（g）
早餐		早餐		早餐	
鸡蛋	45	冬瓜	70	牛奶	200

（续表）

第1天（透析日）		第2天（非透析日 周末）		第3天（非透析日 周末）	
食物	食物的量（g）	食物	食物的量（g）	食物	食物的量（g）
早餐		早餐		早餐	
窝头	80	鸡蛋	45	煎饼	220
粗粮面包	50	窝头	80	生菜（煎饼夹）	30
牛奶	50	牛奶	100		
西葫芦	40				
肉（炒西葫芦）	30				
午餐		午餐		午餐	
西葫芦	20	油麦菜	80	丝瓜	70
肉（炒西葫芦）	50	小炒肉（外卖）（肉）	30	小炒肉（外卖）（肉）	50
米饭	50	小炒肉（青椒）	30	小炒肉（青椒）	40
藜麦（加饭内）	10	米饭	100	米饭	100
晚餐		晚餐		晚餐	
冬瓜	80	冬瓜	100	丝瓜	60
蒜黄	80	蒜黄	100	肉片	30
肉（炒蒜黄）	20	肉（炒蒜黄）	30	米饭	150
米饭	110	小炒肉（外卖）（肉）	30	草莓	40
藜麦（加饭内）	20	小炒肉（青椒）	30	牛奶	150
橘子	100	草莓	100	水	300
草莓	40	米饭	100		
水	200	苏打饼干	70		
		水	200		
油脂：17 g　盐：5 g　酱油：3 ml		油脂：27 g　盐：10 g　酱油：3 ml		油脂：18 g　盐：7 g　酱油：5 ml	

以下由医师/护士计算后填写：

第1天				
能量 1137.77 kcal	蛋白质 43.85 g	优质蛋白 21.75 g	碳水化合物 169.86 g	脂肪 33.813 g
钙 226.72 mg	磷 782.67 mg	钾 1214.18 mg	钠 2519.11 mg	水 808.021 ml
第2天				
能量 1508.27 kcal	蛋白质 43.12 g	优质蛋白 19.91 g	碳水化合物 190.97 g	脂肪 67.32 g
钙 286.42 mg	磷 709.17 mg	钾 1228.08 mg	钠 4534.64 mg	水 1016.86 ml
第3天				
能量 1540.72 kcal	蛋白质 58.16 g	优质蛋白 27.79 g	碳水化合物 246.99 g	脂肪 44.53 g
钙 561.2 mg	磷 1167.4 mg	钾 1671.16 mg	钠 3078.74 mg	水 1101.58 ml

注：应用开同食谱计算器计算食物营养成分。

三、心理评估

焦虑自评量表（SAS）：27分（正常）；抑郁自评量表（SDS）：26分（正常）。

四、健康教育问题

1. 心理问题：患者外向，生活态度积极，自主决策力强，善交际，与周围人关系融洽，有肾移植的计划，在等待肾源过程中，对实验室指标异常稍有焦虑情绪，对改善指标有强烈的主观意愿。

2. 知识缺乏：知道自己的疾病及部分诊断，但对自我健康管理知识缺乏，如不了解高磷血症的危害、磷结合剂的药物作用、什么是食物添加剂及其危害、什么是磷/蛋白比值、如何减少磷的摄入。

3. 营养评估分析

（1）人体测量：体型中等，BMI为22.69 kg/m²（正常），透析间期体重增长维持在合理范围。

（2）问卷调查：营养状况良好。

（3）膳食调查：摄入膳食种类较为均衡，水、盐控制尚可，调查第3日膳食磷的营养成分超过推荐量，分析与单日主食摄入超过推荐量以及外卖餐饮中的添加剂较多有关。

（4）实验室检查：高磷血症、代谢性酸中毒等。

五、健康指导

（一）能量和营养素推荐摄入量

1. 计算标准体重：[168.2（cm）－100]×0.9（kg）＝61.38（kg）。

2. 能量摄入：患者年龄＜60岁，非透析日外出活动1～1.5 h，血清白蛋白＞40 g/L，营养状况良好，能量摄入需维持在30～35 kcal/（kg·d），根据标准体重计算，推荐每日能量摄入1800～2100 kcal。

3. 蛋白质摄入推荐量为1.0～1.2 g/（kg·d），合62～74 g/d，其中至少50%来自优质蛋白。

4. 脂肪供能比为25%～35%，其中饱和脂肪酸不超过10%，反式脂肪酸不超过1%。可适当提高n-3脂肪酸和单不饱和脂肪酸摄入量。

5. 在合理摄入总能量的基础上适当提高碳水化合物的摄入量，碳水化合物供能比应为55%～65%。限制精制糖摄入。

6. 根据中国肾病食品交换份简易估算每日所摄入的蛋白质含量（计算方法详见第一章）。例如患者每日可食用谷薯类（即主食等）4～5份（含蛋白质16～20 g）、瓜类蔬菜1份（0～1 g蛋白质）、叶类蔬菜1份（4 g蛋白质）、水果1份（0～1 g蛋白质）、肉、蛋、奶、大豆类5～6份（35～42 g蛋白质）、油脂类2份（0 g蛋白质）。

7. 平衡膳食的原则：指导患者在保证热量充足的前提下，减少油脂类、饮料、零食的摄入，减少外出就餐的频率，在蛋白质摄入适宜的同时，保证充足的能量摄入，以防止营养不良发生。选择多样化、营养均衡合理的食物。

（二）指导患者认识磷在食物类别中的分布

1. 磷广泛分布于食物之中，分为有机磷和无机磷。它们在肠道的吸收率不同，天然食物中的多为有机磷，如动物蛋白（肉、蛋、奶等）、植物蛋白（豆类、谷类、坚果类等），其不能被完全水解，吸收率为40%～60%；食品添加剂中的磷为无机磷，容易被水解，磷的吸收率高达90%～100%。

2. 由于食品添加剂中的无机磷极易被人体吸收，广泛存在于各种加工食品、调味剂中，例如焦磷酸钠、磷酸三钠、磷酸二氢钠等，指导患者在购买包装食物时查看成分表，避免食用添加剂过多的食物。收集食谱得知患者有时会点外卖的炒菜，与患者交谈过程中还得知患者常有亲友聚会，劝导患者尽量减少外出就餐，减少非必要的应酬；患者喜食烧烤，特别是羊肉串，告知其不要添加辣椒面、烧烤酱等调味品，只撒盐调味即可。

3. 富含蛋白的食物往往高磷（图2-2-2），要在保证充足蛋白质供应的前提下尽量减少磷的摄入。患者应尽量选择磷/蛋白比值（详见其他章节）低的食物，如鸡蛋白。患者出于控制血糖的目的，会以粗粮作为主食，但从降磷、控钾的角度来讲，粗粮矿物质含量比精细粮更加丰富、磷/蛋白值相对更高，可酌情减少粗粮摄入量。还应注意食物来源，动物性食物（肉类、奶及奶制品）磷的吸收率要高于植物性食物（蔬菜、水果、坚果、杂粮等），例如豆腐，虽然磷/蛋白值比牛肉、羊肉、禽肉略高，但它是植物来源食物，磷的吸收率低，作为优质蛋白食物也可以适当多吃一些。

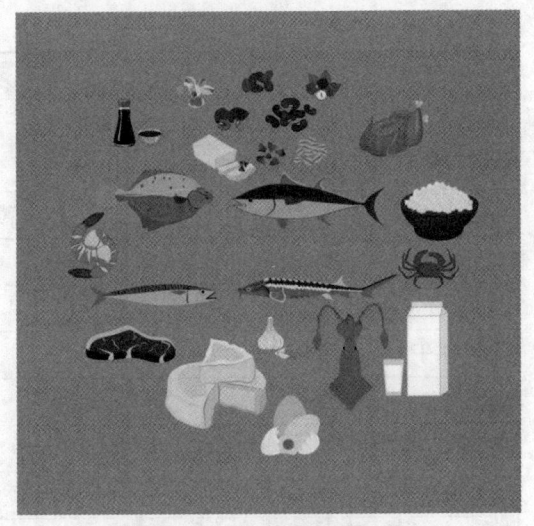

图2-2-2　磷在食物中的分布

（三）透析处方与磷的清除

患者X线提示部分血管钙化，化验iPTH存在升高趋势（2022年9月：32.32 pg/ml→2023年1月：158 pg/ml），患者对生活质量要求较高，准备肾移植，故控制血磷、延缓高磷造成的远期危害是很有必要的。保证规律的透析治疗，每周3次，每次4 h，告知患者调整好作息、安排好自己的生活，不减少透析时长，以保证透析的充分性。必要时还可以通过增加透析频次促进磷的清除。也有研究表明较低通量透析，高通量透析和血液透析滤过对磷的清除更有优势，必要时可以更换高通量透析器、增加血液透析滤过次数。患者每日尿量850～1000 ml，更要控制饮水量，避免超滤量过大，保持血压稳定，保护残余肾功能。

（四）应用烹饪技巧减少食物中磷的摄入

1. 水煮可减少食物中磷的含量，并降低食物中的钠、钾和其他几种矿物质的含量，对透析患者较为有利。叶类蔬菜、根茎类可以焯水后再进行烹炒，还应改掉喝汤、汤泡饭的习惯。米饭的制作可以由"蒸"改为"捞"的方法，以便部分磷溶解到米汤里而不被食用。将肉类切成薄片、用软水及高压锅烹煮时间达到30 min，可以有效地降低磷的含量，同时保留蛋白质的含量。由于食物中的磷溶解在汤里，所以必须弃汤，外出就餐也不要选择老火靓汤以及加入高汤烹调的菜肴。

2. 保证每日膳食纤维的摄入，必要时可服用促进排便的药物，保证大便通畅，促进部分磷经粪便排出。

六、控制磷摄入的效果

宣教后1个月，留取血标本前再次进行了3日饮食食谱记录（表2-2-4），又复查了血生化指标（表2-2-5），血磷有下降趋势，同时血钾及酸中毒水平也有所改善。2022年7月进入透析以来患者的血磷情况见图2-2-3。通过患者3日饮食分析，应用食谱计算器计算患者3日优质蛋白占比（＞50%）以及膳食磷摄入量（800±mg）符合推荐摄入量。

表2-2-4　患者1个月后3日膳食称重记录单

第1天（透析日）		第2天（非透析日 周末）		第3天（非透析日 周末）	
食物	食物的量（g）	食物	食物的量（g）	食物	食物的量（g）
早餐		早餐		早餐	
牛奶	150	洋葱	20	牛奶	150

（续表）

第1天（透析日）		第2天（非透析日 周末）		第3天（非透析日 周末）	
食物	食物的量（g）	食物	食物的量（g）	食物	食物的量（g）
早餐		早餐		早餐	
馒头	50	肉（炒洋葱）	20	鸡蛋白	35
鸡蛋白	40	鸡蛋白	40	小笼包（猪肉大葱）	80
冬瓜	100	牛奶	280	大葱	20
苏打饼干	40	窝头	50	猪肉	30
午餐		午餐		午餐（外出就餐）	
冬瓜	20	洋葱	20	葱爆羊肉（肉）	60
炖牛腩	90	肉（炒洋葱）	30	葱爆羊肉（葱）	20
米饭	100	米饭	100	青椒	50
				五花肉（炒青椒）	80
				炸灌肠	40
				米饭	100
晚餐		晚餐		晚餐	
西红柿鸡蛋（西红柿）	60	鸡翅（去骨）	35	花菜	50
西红柿鸡蛋（鸡蛋）	110	油麦菜	60	青椒	30
洋葱	30	花菜	50	五花肉（炒青椒）	50
肉（炒洋葱）	30	肉（炒花菜）	20	米饭	100
米饭	160	米饭	100	莲雾	80
青枣	50	火龙果（红心）	150	水	700
水	350				
油脂：25g 盐：5g 酱油：5ml		油脂：20g 盐：5g 酱油：5ml		油脂：40g 盐：8g 酱油：10ml	

以下由医师/护士计算后填写：

第1天

能量 1488.3 kcal	蛋白质 61.51 g	优质蛋白 45.78 g	碳水化合物 154.12 g	脂肪 73.885 g
钙 317.1 mg	磷 802.75 mg	钾 1178.5 mg	钠 2756.705 mg	水 1080.75 ml

第2天

能量 1103.15 kcal	蛋白质 48.43 g	优质蛋白 35.3 g	碳水化合物 136.99 g	脂肪 42.885 g
钙 444.4 mg	磷 762.1 mg	钾 1309.3 mg	钠 2442.53 mg	水 1114.675 ml

第3天

能量 1700.7 kcal	蛋白质 51.98 g	优质蛋白 37.77 g	碳水化合物 125.19 g	脂肪 111.67 g
钙 322.11 mg	磷 620.6 mg	钾 1038.62 mg	钠 4250.21 mg	水 1431.81 ml

注：食谱计算采用开同食谱计算器。

表 2-2-5　宣教后 1 个月内患者血生化指标对比

日期	血红蛋白（g/L）	尿酸（μmol/L）	钾（mmol/L）	磷（mmol/L）	校正钙（mmol/L）	T-CO$_2$（mmol/L）
3月13日	125 ↑	371	5.35 ↑	1.95 ↑↑	2.32	18.5 ↓
4月17日	118	207	4.53	1.53 ↑	2.37	29.8 ↑

注：T-CO$_2$：总二氧化碳。

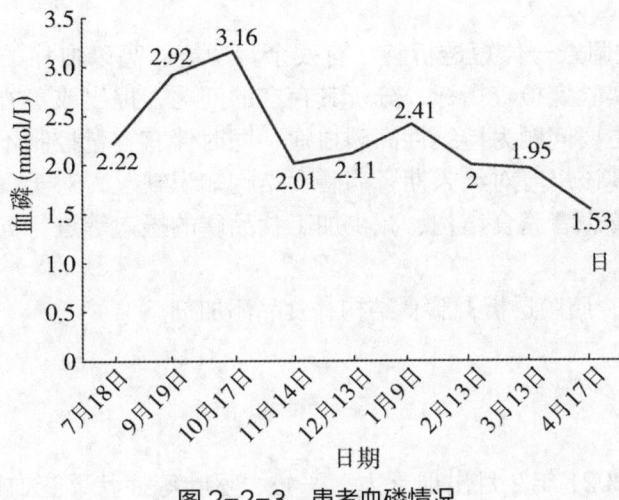

图 2-2-3　患者血磷情况

七、护理体会

本案例中，护理人员主要加强高磷血症相关知识的宣教和强调减少外出就餐两个关键点，指导患者改善生活和饮食习惯。通过加强日常交流与宣教、收集并分析食谱，分析患者存在的问题为：①对高磷血症的危害认识不足；②对磷在食物中的分布及去除磷的技巧不了解；③外出就餐及外卖点餐频率较高。根据以上分析，先鼓励患者减少加工食品及调味品的摄入，劝导患者减少非必要的聚餐应酬，讲解不同食物种类磷吸收的差别以及通过改变烹饪方法降低磷摄入的方法，发放食物磷/蛋白比值的学习材料，指导患者通过网站及小程序查询食物成分，以及规律充分透析。通过护理人员和患者的共同努力，患者减少外出聚餐次数，选择磷/蛋白比值低的食物，规律饮食，规律透析，1 个月后血磷呈明显下降趋势，患者增强了信心，相信自己能逐渐将血磷降到正常范围内。

【参考文献】

[1] 中国医师协会肾脏内科医师分会，中国中西医结合学会肾脏疾病专业委员会营养治疗指南专家协作组. 中国慢性肾脏病营养治疗临床实践指南（2021版）. 中华医学杂志，2021，101（8）：539-559.

[2] WS/T 557—2017 慢性肾脏病患者膳食指导.

[3] Umeukeje E M, Mixon A S, Cavanaugh K L. Phosphate-control adherence in hemodialysis patients: current perspectives. Preference and Adherence, 2018 (12): 1175-1191.

[4] Švára F, Lopot F, Valkovsky I, et al. Phosphorus removal in low-flux hemodialysis, high-flux hemodialysis, and hemodiafiltration. ASAIO Journal, 2016 (62): 176-181.

[5] Ando S, Sakuma M, Morimoto Y et al. The effect of various boiling conditions on reduction of phosphorus and protein in meat. J Ren Nutr, 2015, 25 (6): 504-509.

（王妍卉）

第三节 一例有残余肾功能的腹膜透析患者高磷血症的膳食分析及健康指导

【摘要】本个案通过调查一位短透析龄、有残余肾功能、高磷血症的维持性腹膜透析患者的饮食及生活习惯,结合实验室检查指标,分析其存在的问题,提出改善方案。该患者透析龄6个月,透析充分性达标,主要问题为持续性高磷血症,同时伴有容量控制不佳。通过分析患者的饮食记录和生活习惯,发现该患者对终末期肾病膳食结构知识缺乏,对于食品中含有食品添加剂有误区,为此,护士就改善患者膳食结构、减少加工食品磷的摄入等进行健康指导,患者高磷血症明显改善。

【关键词】高磷血症;腹膜透析;膳食结构;食品添加剂

一、病例简介

(一)现病史

患者男性,35岁,2021年2月出现乏力、恶心、呕吐等症状,查血肌酐576 μmol/L,病理诊断为IgA肾病。此后血肌酐逐渐升高,2022年11月9日行腹腔镜下腹膜透析置管术,后规律行腹膜透析治疗。

患者既往高血压病史9年,血压最高150/110 mmHg,规律服用缬沙坦、氨氯地平、硝苯地平等药物,血压控制在(130~137)/(84~90)mmHg。2013年7月行肾移植术。无药物及呼吸道过敏史,无冶游史,无性病史。

腹透方案:持续循环腹膜透析(continuous cyclic peritoneal dialysis, CCPD):机器总治疗时间11 h,总治疗剂量8000 ml,浓度1.5%葡萄糖腹透液5 L×1袋和浓度2.5%葡萄糖腹透液5 L×1袋,每次灌入量2000 ml,循环次数4次,末袋不存腹,白天手工灌入艾考糊精腹透液1800 ml存腹13 h。

(二)近1个月主诉及病情变化

1. 主诉:皮肤瘙痒半年余,加重2周。
2. 近1个月(2023年3月)血压变化:血压波动在(130~137)/(84~90)mmHg。
3. 近3个月(2023年1—3月)患者超滤量平稳,平均每日超滤量见图2-3-1。

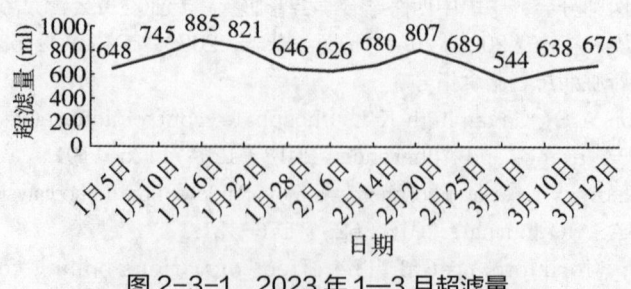

图2-3-1 2023年1—3月超滤量

4. 睡眠状态:睡眠可,无午睡习惯。通常11:00 pm—次日8:00 am睡觉。
5. 二便情况:尿量500~700 ml/d,大便规律,2次/天,正常形态。

（三）体格检查

体温 36.5℃，血压 138/97 mmHg，脉搏 68 次/分，呼吸 22 次/分，身高 173 cm，体重 70 kg。神清语利，颜面部及双下肢无水肿。

（四）近 3 个月实验室检查（表 2-3-1）

表 2-3-1 2023 年 1—3 月血生化指标

日期	血红蛋白（g/L）	白蛋白（g/L）	前白蛋白（mg/L）	校正钙（mmol/L）	磷（mmol/L）	钾（mmol/L）	尿酸（μmol/L）	血糖（mmol/L）
1月26日	97↓	36.4↓	333.1	2.38↑	2.59↑↑	4.4	577↑	6.44
2月25日	95↓	35.2↓	345	2.29	2.74↑↑	3.3↓	636↑	6.19
3月15日	107↓	39↓	381.6	2.16	2.32↑	4.7	543↑	5.72

日期	T-CO$_2$（mmol/L）	CRP（mg/L）	iPTH（pg/ml）	Kt/V	Ccr [L/(1.73 m^2·w)]	铁蛋白（ng/ml）	转铁蛋白饱和度（%）
1月26日	22.29	1.55	62.74↓	—	—	154.1	46.2
2月25日	28.1	1.74	142.4↓	—	—	43.5↓	43.5
3月15日	22.1	1.94	—	1.76	55.31	—	—

注：T-CO$_2$：总二氧化碳；CRP：C 反应蛋白；iPTH：全段甲状旁腺激素；Kt/V：周尿素清除指数；Ccr：校正肌酐清除率。

（五）辅助检查

1. 超声心动检查：提示心包积液，三尖瓣、主动脉瓣少量反流，心动过速，心脏功能未见异常。
2. 胸部 CT：右肺下叶背段微小结节，右肺下叶小索条，双侧叶间裂局部增厚，心包积液。

（六）诊断

慢性肾病 5 期
  IgA 肾病
  维持性腹膜透析
  高磷血症
  肾性贫血
  肾性高血压
  低白蛋白血症
  高尿酸血症
异体肾移植状态

（七）口服药物（表 2-3-2）

表 2-3-2 患者口服药物列表

药物作用	名称	剂量	用法
控制血压、心率	硝苯地平控释片	30 mg	2 次/日
	缬沙坦胶囊	80 mg	2 次/日
	琥珀酸美托洛尔缓释片	23.75 mg	1 次/日
	盐酸特拉唑嗪胶囊	2 mg	2 次/日
活性维生素 D	骨化三醇胶丸	0.25 μg	隔日一次，睡前
磷结合	碳酸司维拉姆片	2400 mg	3 次/日（进餐时）
抗排斥反应	醋酸泼尼松龙片	10 mg	1 次/日
	吗替麦考酚酯胶囊	0.5 g	2 次/日
	他克莫司胶囊	2.5 mg	2 次/日

二、营养评估

（一）人体测量

身高 173 cm，体重 70 kg，BMI 23.38 kg/m^2（正常）。上臂围 24 cm（轻度减少），肱三头肌皮褶厚度 30 mm（参考标准男性为 8.3 mm），上臂肌围 14.58 cm（肌肉量重度减少），握力 24.5 kg（中度减少）。

（二）营养评分

主观综合营养评分（SGA）：营养好（A）（图 2-3-2）。

主观综合营养评分	
体重改变	**进食**
6月内体重变化：	**摄食变化：**
A=体重变化<5% ，或5~10% 但正在改善	A=好，无变化，轻度、短期变化
B=持续减少5~10%	B=正常下限但在减少；差但在增加；差，无变化
C=持续减少>10%	C=差并在减少；差，无变化
2周内体重变化：	**摄食变化的时间：**
A=无变化、正常体重或恢复到5%内	A=<2周，变化少或无变化
B=稳定，但低于理想或通常体重；部分恢复但不完全	B=>2周，轻-中度低于理想摄食量
C=减少/降低	C=>2周，不能进食，饥饿
胃肠道变化	**功能异常**
A=少有，间断	A=无受损，力气/精力无改变或轻-中度下降但在改善
B=部分症状>2周；严重、持续的症状，但在改善	B=力气/精力中度下降但在改善；通常的活动部分减少；严重下降但在改善
C=部分或所有症状，频繁或每天，>2周	C=力气/精力严重下降，卧床
体检	**疾病和相关营养需求**
皮下脂肪减少 B　肌肉萎缩 A　水肿 B　腹水 A 握力：右手 24.5Kg	A=无应激；B=低水平应激；C=中-高度应激

图 2-3-2　患者主观综合营养评分（截图）

（三）膳食调查

根据当日实验室检查、对患者进行的 24 h 膳食回顾调查，同时进行 7 日食物频数调查，以评估日常摄入量和患者饮食习惯与当前疾病状况的关系。

1. 24 h 膳食回顾调查：根据中国肾病食品交换份，估算摄入谷薯类 4～5 份，水果类 2～3 份，蔬菜类 1 份，肉、蛋类 4± 份，豆类 1± 份；油脂类 3 份（表 2-3-3）。

表 2-3-3　患者 24 h 膳食回顾调查

餐次	食品名称	原料重量（g）	酒、水、饮料（ml）	进餐地点
早餐	煎鸡蛋	60	水 500	家
	切片面包	50		
	双汇火腿肠	25		
加餐	腰果	20		家
中餐	刀削面	120	冰红茶 500 椰汁 250	餐馆
	火腿肠	25		
	杏仁豆腐	100		
加餐	西红柿、哈密瓜、西瓜	500		家中

（续表）

餐次	食品名称	原料重量（g）	酒、水、饮料（ml）	进餐地点
晚餐	五花肉炒油菜	优质蛋白大约100	水500	餐馆
	炒米饭			
	宫保鸡丁			
加餐	饼干	约50		家

2. 食物频率/数调查：主食以米饭为主，膳食结构不合理，谷薯类偏多，蔬菜类偏少，近期喜食火腿肠、冰红茶、椰汁、蛋糕等加工零食，喜吃薯条等油炸食品，水果摄入不控制（表2-3-4）。

表2-3-4　食物频率/数调查

食物种类	食用次数（/周）				
	0次	1次	2～3次	4～6次	7次及以上
谷薯类					√米饭
杂豆类	√				
蔬菜类			√白菜、油菜		
菌藻类	√				
水果类					√
蛋类					√鸡蛋
水产品	√				
畜禽肉					√猪肉
动物肝	√				
血制品	√				
大豆制品			√豆腐		
坚果		√腰果			
奶及奶制品		√酸奶			
油炸、烧烤食品				√薯条	
零食					√火腿肠、饼干
饮料					√冰红茶、椰汁

三、心理、跌倒评估

焦虑自评量表（SAS）：34分（正常）；抑郁自评量表（SDS）：23分（正常）。

四、健康教育问题

1. 知识缺乏：知道自己的疾病及诊断，但对自我健康管理知识缺乏，如不了解腹膜透析患者膳食结构的调整、食品添加剂的摄入，均需进行系统培训。

2. 营养评估分析

（1）人体测量：体型正常，BMI临界于超重，皮下脂肪过多，提示潜在肥胖，肌肉组织量以及肌肉力量中、重度减少。

（2）问卷调查：营养状况良好。

（3）膳食调查：依据24 h膳食回顾调查分析，存在部分漏记，患者存在热量摄入不足，水、盐控制差，加工类食品、水果、饮料摄入频率高。

3. 实验室检查：贫血、高磷血症、高尿酸血症等。

五、健康指导

（一）能量和营养素推荐摄入量

1. 计算标准体重：[173（cm）－100]×0.9（kg）＝65.7（kg）。

2. 能量摄入：患者35岁，轻体力活动，根据饮食量、合并疾病及应激状况进行调整。患者持续腹膜透析治疗，灌入腹透液吸收后对热量有影响，估计的腹透液葡萄糖吸收产生的热量根据患者腹透液糖含量计算得到。患者每日腹透液方案APD 1.5%和2.5%混合浓度8000 ml可估算为1.5%×2袋和2.5%×2袋，则该患者每日腹透液吸收产生的热量为1.36×2000×4×0.7/100×2＋2.26×2000×4×0.7/100×2＝152.32＋253.12＝405.44 kcal，推荐能量摄入30～35 kcal/（kg·d），推荐患者饮食摄入量1800～2200 kcal。

3. 蛋白质摄入：有残余肾功能的腹透患者推荐蛋白质摄入0.8～1.0 g/（kg·d），其中50%以上为高生物价蛋白质。

4. 脂肪供能比为25%～35%，其中饱和脂肪酸不超过10%，不饱和脂肪酸不超过1%，可适当提高n-3脂肪酸和单不饱和脂肪酸摄入量。

5. 计算每日以食物蛋白质为基础的交换份份数。计算方法详见第一章，其中谷薯类4～5份（16～20 g蛋白质），瓜类蔬菜250 g（0～1 g蛋白质），叶类蔬菜250 g（4 g蛋白质），水果1份（0～1 g蛋白质），肉、蛋、奶、大豆类5～6份（含优质蛋白35～42 g），油脂类2～3份（约0 g蛋白质）。

6. 平衡膳食的原则：指导患者在保证热量充足的前提下，减少油脂类、饮料零食的摄入，减少外出就餐的频率，在蛋白质摄入适宜的同时，保证充足的能量摄入以防止营养不良的发生。选择多样化、营养合理的食物。

（二）指导患者调整膳食结构

膳食结构是指膳食中各类食物的数量及其在膳食中所占的比重。调查发现患者谷薯类、蔬菜类、油脂类接近推荐摄入量，而奶及奶制品、大豆类摄入量不足，动物性食品中畜肉、禽肉类摄入多，因怕加重尿毒症症状不敢吃甚至不吃鱼、虾类。以上均提示膳食结构不佳。

中国居民平衡膳食宝塔（Chinese food guide pagoda）（图2-3-3）遵循了平衡膳食的原则，体现了基本食物构成。宝塔分为5层，各层面积大小不同，体现了5大类食物和食物量的多少。5大类食物包括谷薯类、蔬菜水果、畜禽鱼蛋奶类、大豆和坚果类以及烹调用油盐。

第一层为谷薯类食物。谷薯类是膳食能量的主要来源（碳水化合物提供总能量的50%～65%），也是多种微量营养素和膳食纤维的良好来源。强调"粗粮＋薯类＋谷类"，主食要各式各样。常见的谷类有米饭、馒头、烙饼、面包、饼干、麦片等。常见的薯类有土豆、芋头、山药、莲藕等，而这些不是蔬菜，而是主食，一方面其中含有大量淀粉，可以提供能量；另一方面还可以补充维生素C、维生素B族等。

第二层为蔬菜、水果类。蔬菜、水果是膳食指南中鼓励多摄入的两类食物。蔬菜、水果是膳食纤维、微量营养素和植物化学物的良好来源。蔬菜包括嫩茎、叶、花菜、根菜类、鲜豆类、茄果瓜菜类、葱蒜类等。深色蔬菜是指深绿色、深黄色、紫色、红色等有颜色的蔬菜，每类蔬菜提供的营养素略有不同，一般富含维生素、植物化学物和膳食纤维，推荐每天占总体蔬菜摄入量的1/2以上。水果多种多样，推荐吃新鲜水果。

第三层为鱼、禽、肉、蛋等动物性食物。鱼、禽、肉、蛋等动物性食物是膳食指南推荐适量使用的食物。推荐每天鱼、禽、肉、蛋摄入量120～200 g。新鲜的动物性食物是优质蛋白、脂肪和脂溶性维生素的良好来源。建议少吃加工类肉制品。建议尽量选择瘦肉或禽肉。常见的水产品包括鱼、虾、蟹和贝类，此类食物富含优质蛋白、脂类、维生素和矿物质。蛋类包括鸡蛋、鸭蛋、鹅蛋、鹌鹑蛋等。鸡蛋的营养价值较高，其蛋白质的氨基酸齐全，推荐每天1个鸡蛋。

第四层为奶类、大豆及坚果类。奶类和豆类是鼓励多摄入的食物。奶类、大豆是蛋白质和钙的良好来源，营养素密度高。推荐每天应摄入相当于鲜奶300 ml的奶类。大豆包含黄豆、黑豆、青豆，其常见的制品有豆腐、豆浆、豆腐干及千张。大豆类富含必需脂肪酸和必需氨基酸。

第五层为烹调油和盐。油盐作为烹调调料必不可少，但建议尽量少用。推荐每天烹调油不超过25～30 g，食盐摄入量不超过5 g。食盐量普遍较高，盐与高血压关系密切，限制食盐摄入量是长期目标。除了少用食盐外，也需要控制隐形高盐食品的摄入量。

根据平衡膳食宝塔，建议每天摄入牛奶250 ml、鸡蛋60 g、肉类150 g、米面类150 g、油脂20 g、蔬菜400 g、水果200 g，制定适宜的营养素摄入目标。

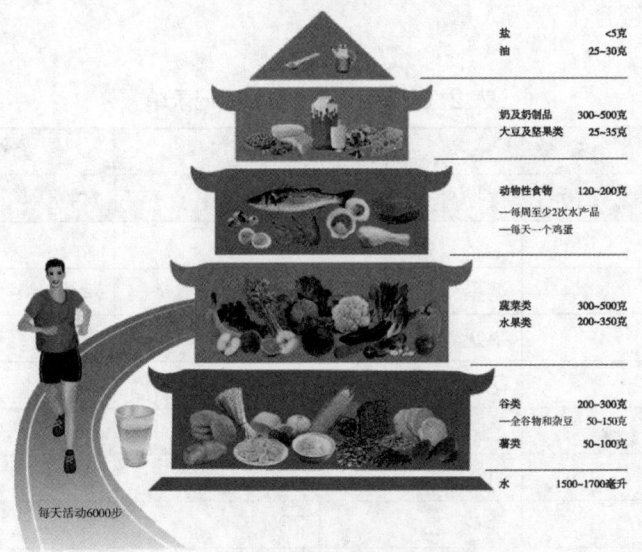

图 2-3-3　中国居民平衡膳食宝塔（2022）

（三）限制加工食品中磷的摄入

含磷食品添加剂（图 2-3-4）作为稳定剂、乳化剂、膨化剂、调味剂等被广泛应用于加工食品中，其中的磷为无机磷，几乎全部被人体吸收。常见的富含磷的添加剂的食物有加工饮料、加工肉制品、快餐、速溶食物、奶酪、烘烤食品、发酵食品、奶油、甜点等。腹透患者需减少加工食品中的无机磷摄入，而这却是患者容易忽视的。常见的含磷食品添加剂见表 2-3-5。

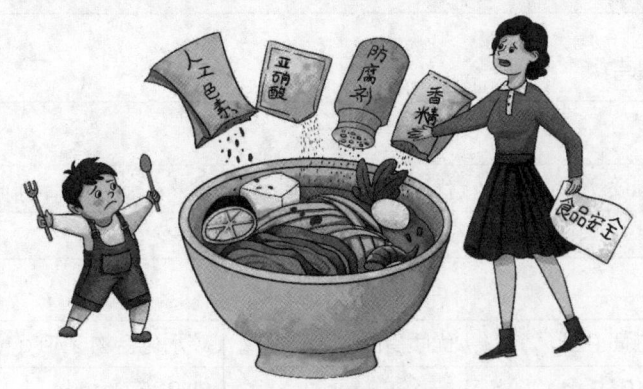

图 2-3-4　食品添加剂

表 2-3-5　常见含磷食品添加剂

常见的磷酸盐	含有的食物
磷酸氢钙	面包类、发胶类烘焙产品、干粉配方饮料
磷酸二氢钠	可乐类饮料、鸡蛋黄、乳酪蛋糕、奶油布丁
六偏磷酸钠	冰淇淋、啤酒
三聚磷酸钠	加工奶酪、酸奶、海产品、蘸酱

六、控制磷摄入的效果

控制磷摄入 2 个月后,护士要求患者应用膳食称重记录 3 日饮食食谱(表 2-3-6),复查生化指标(表 2-3-7),血磷降至正常范围,皮肤瘙痒的情况有所改善。近半年患者血磷情况见图 2-3-5。通过患者来诊前 3 日饮食分析,应用食谱计算器计算患者 3 日膳食热量、蛋白质、优质蛋白以及膳食磷摄入量,符合推荐摄入量。

表 2-3-6　3 日膳食称重记录单

第 1 天(透析日)		第 2 天(透析日)		第 3 天(透析日 周末)	
食物	食物的量(g)	食物	食物的量(g)	食物	食物的量(g)
早餐		早餐		早餐	
鸡蛋	50	鸡蛋	50	鸡蛋	50
牛奶	250 ml	牛奶	250 ml	牛奶	250 ml
馒头	50	花卷	50	肉龙	50
午餐		午餐		午餐	
米饭	250	饼	200	馄饨	150
芹菜	100	菜花	200	黄瓜	100
猪肉	100	鸭肉	100	鸡肉	100
		豆腐	100		
晚餐		晚餐		晚餐	
玉米	250	面条	200	炒饼	150
鸭肉	100	小炖肉	100	酱牛肉	50
烧萝卜	200	木耳	10	酸奶	50 ml
油脂:20 g　盐:5 g　酱油:10 ml		油脂:20 g　盐:5 g　酱油:10 ml		油脂:20 g　盐:5 g　油:10 ml	
以下由医师/护士计算后填写:					
第 1 天					
能量 1516 kcal	蛋白质 73 g	优质蛋白 35 g	碳水化合物 175 g		脂肪 63 g
钙 509 mg	磷 1160 mg	钾 2216 mg	钠 2216 mg		水 1057 ml
第 2 天					
能量 2357 kcal	蛋白质 92 g	优质蛋白 35 g	碳水化合物 279 g		脂肪 100 g
钙 631 mg	磷 1269 mg	钾 1882 mg	钠 3257 mg		水 807 ml

(续表)

第3天				
能量 1689 kcal	蛋白质 59 g	优质蛋白 30 g	碳水化合物 98 g	脂肪 60 g
钙 412.8 mg	磷 700 mg	钾 856.1 mg	钠 1791 mg	水 500 ml

注：食谱计算采用开同食谱计算器。

表 2-3-7　健康教育前后患者血生化指标对比

日期	血红蛋白（g/L）	尿酸（μmol/L）	钾（mmol/L）	校正钙（mmol/L）	磷（mmol/L）	T-CO_2（mmol/L）
1-21	97 ↓	577 ↑	4.4	2.38 ↑	2.59 ↑↑	22.29
2-25	95 ↓	636 ↑	3.3 ↓	2.29	2.74 ↑↑	28.1
3-15	107 ↓	429 ↑	4.5	2.16	2.32 ↑↑	25.9
4-18	110	534 ↑	4.1	2.18	1.85 ↑↑	23.8
5-10	109 ↓	492 ↑	4.8	2.19	1.54 ↑	24.6
6-12	111	482 ↑	4.6	2.2	1.48 ↑	23.6

注：T-CO_2：总二氧化碳。

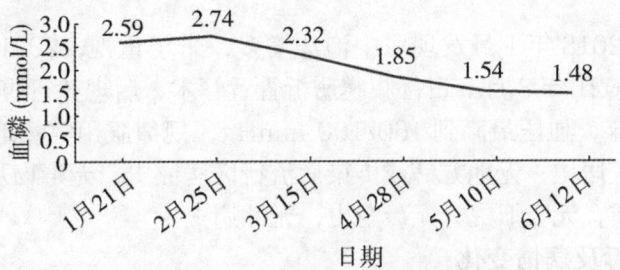

图 2-3-5　患者近半年血磷对比

七、护理体会

本案例中，护理人员把握了膳食结构和限制加工食品磷的摄入两个关键点，指导患者改善生活和饮食习惯。分析患者血磷升高的主要原因为：喜好零食和饮料，缺乏膳食结构和食品添加剂相关知识。鼓励患者调整膳食结构，调整谷薯类、蔬菜类摄入量，避免火腿肠、冰红茶等加工食物。患者血磷值出现了显著下降，提示平衡膳食结构、限制加工食品的摄入可以有效改善腹膜透析患者的高磷血症。

【参考文献】

[1] 郑美鸿，张斌，李东彩，等．中医体质与血脂、尿酸、体重指数等的相关性研究．中华全科医学，2023，21（9）：1581-1584，1606．

[2] Heimbürger O, Waniewski J, Werynski A, et al.Aquantitative description of solute and fluid transportduring peritoneal dialysis. Kidney Int，1992，41（5）：1320-1332.

[3] 中国医师协会肾脏内科医师分会，中国中西医结合学会肾脏疾病专业委员会营养治疗指南专家协作组．中国慢性肾脏病营养治疗临床实践指南（2021版）．中华医学杂志，2021，101（8）：539-559．

[4] 中国营养学会．中国居民膳食指南：2022．北京：人民卫生出版社，2022．

[5] 美国国家肾脏基金会．NKF-K/DOQI 慢性肾衰竭营养问题的临床实践指南 第三部分 蛋白质和能量的摄入．中国血液净化，2006（11）：798-800．

[6] 梁莉，黄云剑，梁艳，等．持续性非卧床腹膜透析患者的膳食结构分析．西部医学，2015，27（11）：1748-1751．

[7] 不同食物及食品添加剂的磷含量．中华肾脏病杂志，2014，30（zl）：50-54．

（丁　珊　许　莹）

第四节　一例无残余肾功能的腹膜透析患者高磷血症的膳食分析及健康指导

【摘要】 本个案通过调查一位透析龄较长、无残余肾功能、高磷血症的维持性腹膜透析患者的饮食及生活习惯，结合实验室检查指标，分析其存在的问题，提出改善方案。该患者透析龄2年余，主要问题为持续性高磷血症。通过分析患者的饮食记录和生活习惯，发现患者对磷/蛋白比值知识缺乏，指导患者识别日常生活中含磷高的食物，增加透析剂量，使透析充分，患者高磷血症明显改善。

【关键词】 高磷血症；腹膜透析；磷/蛋白比值

一、病例简介

（一）现病史

患者男性，69岁，2018年1月发现尿中泡沫增多，未予重视，2021年8月发现血肌酐进行性升高，诊断多囊肾。2021年8月5日行腹膜透析管置管术，后规律行腹膜透析治疗。

患者既往高血压8年，血压最高到160/100 mmHg，规律服用氨氯地平等药物，血压控制良好。北京出生，无外地久居史，无地方病或传染病流行区居住史，无毒物及放射物接触史，生活规律，无不良健康生活习惯，无吸烟史。无冶游史，无性病史。

（二）近1个月主诉及病情变化

1. 主诉：皮肤瘙痒、睡眠障碍3月余，加重1周。
2. 近1个月（2023年3月）血压变化：血压波动在（108～140）/（59～79）mmHg。
3. 近3个月（2023年1—3月）患者超滤量平稳，平均每日超滤量见图2-4-1。

具体腹透方案：持续非卧床腹膜透析（continuous ambulatory peritoneal dialysis，CAPD）1.5%×2000 ml×5次，总治疗量10000 ml。

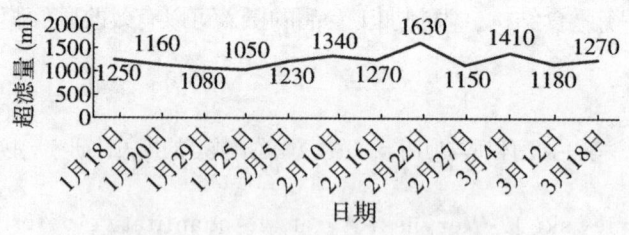

图2-4-1　2023年1—3月超滤量

4. 睡眠状态：睡眠欠佳，夜间易醒，晨起精神较差，平均睡眠时长4～5 h。
5. 二便情况：无尿，大便规律，2次/天，正常形态。

（三）体格检查

体温36.5℃，血压134/89 mmHg，脉搏78次/分，呼吸22次/分，身高170 cm，体重79 kg。颜面部及双下肢稍水肿。

（四）近 3 个月实验室检查（表 2-4-1）。

表 2-4-1　2023 年 1—3 月血生化指标

日期	血红蛋白（g/L）	白蛋白（g/L）	前白蛋白（mg/L）	校正钙（mmol/L）	磷（mmol/L）	钾（mmol/L）	尿酸（μmol/L）	血糖（mmol/L）
1 月 8 日	103 ↓	36.8 ↓	348.2	2.41 ↑	2.41 ↑↑	4.0	461 ↑	5.01
2 月 6 日	118	32.6 ↓	160.3	2.36	3.24 ↑↑↑	4.0	437 ↑	5.38
3 月 11 日	113	33.2 ↓	400.5	2.32	2.27 ↑↑	4.1	447 ↑	5.35
日期	T-CO$_2$（mmol/L）	CRP（mg/L）	iPTH（pg/ml）	Kt/V	Ccr [L/(1.73 m^2·w)]		铁蛋白（ng/ml）	转铁蛋白饱和度（%）
1 月 8 日	25.3	1.55	283.4	—	—		377.6	56.1
2 月 6 日	19.6 ↓	2.74	231.2					
3 月 11 日	24.3	1.94	214.7	1.44	45.74 ↓		51.1 ↓	53.1

注：T-CO$_2$：总二氧化碳；CRP：C 反应蛋白；iPTH：全段甲状旁腺激素；Kt/V：周尿素清除指数；Ccr：校正肌酐清除率。

（五）辅助检查

颅脑 CT（2022-8-1）：双侧额顶叶、放射冠、基底节区、脑桥多发腔梗死，部分软化灶形成。脑白质变性，老年性脑改变，鼻中隔偏曲。

（六）诊断

慢性肾病 5 期
　　维持性腹膜透析
　　高磷血症
　　多囊肾
　　肾性贫血
　　肾性高血压

（七）口服药物（表 2-4-2）

表 2-4-2　常见口服药物

药物作用	名称	剂量	用法
控制血压、心率	苯磺酸氨氯地平 琥珀酸美托洛尔缓释片	5 mg 47.5 mg	1 次 / 日 1 次 / 日
活性维生素 D	骨化三醇胶丸	0.5 μg	3 次 / 周
改善贫血	罗沙司他胶囊 琥珀酸亚铁片	20 mg 100 mg	3 次 / 周 1 次 / 日
磷结合	碳酸镧咀嚼片	1000 mg	3 次 / 日
控制血压、心率	苯磺酸氨氯地平	5 mg	1 次 / 日
	琥珀酸美托洛尔缓释片	47.5 mg	1 次 / 日

二、营养评估

（一）人体测量

身高 170 cm，体重 79 kg，BMI 27.3 kg/m^2（超重），握力 31 kg（正常）。

（二）营养评分

主观综合营养评分（SGA）：营养好（A）（图2-4-2）。

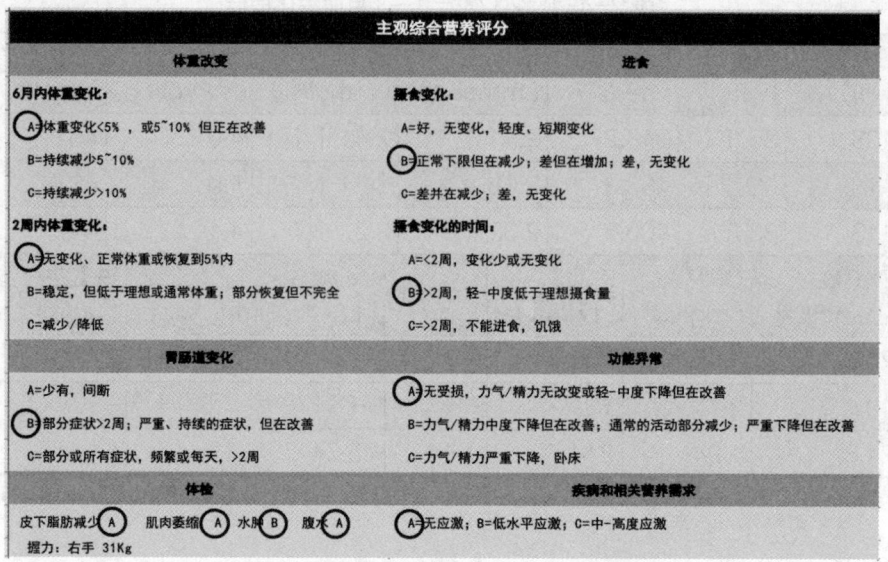

图2-4-2 主观综合营养评分（截图）

（三）膳食调查

根据当日实验室检查、对患者进行24 h回顾调查，这是经常使用也是最简单的膳食调查方法，实际工作中一般连续3日。由于患者不能复述出1日中所有食物，因此又进行了7日食物频数调查，研究1周内日常摄入量和患者饮食习惯与慢性疾病的关系。

1. 24 h膳食回顾调查：依据中国肾病食品交换份，估算摄入谷薯类5份±，水果类1份，蔬菜类2~3份，肉、蛋、奶类约5份，油脂类3份（表2-4-3）。

表2-4-3 患者24 h膳食回顾调查

餐次	食品名称	原料重量（g）	酒、水、饮料（ml）	进餐地点
早餐	鸡蛋	50	无	家中
	玉米	50		
	牛奶	250		
加餐	饼干	50	无	家
中餐	韭菜鸡蛋猪肉饺子	面100	可乐250	餐馆
		鸡蛋50 猪肉50		
		韭菜200		
	芹菜炒肉	芹菜200＋猪肉20		
加餐	梨	100		家
晚餐	乾隆白菜	200	水500	餐馆
	炒四季豆	100		
	酥皮虾	50		
	米饭	60		
	马铃薯	40		
加餐	瓜子	50		家

2. 食物频率/数调查：主食以米饭为主，近期喜食火腿肠等加工零食，水果摄入不控制。近期食用的磷/蛋白比值较高的食物有瓜子、梨、饼干、可乐、四季豆、马铃薯（表2-4-4）。

表2-4-4 食物频率/数调查

食物种类	食用次数（/周）				
	0次	1次	2～3次	4～6次	7次及以上
谷薯类					√米饭、饺子、马铃薯
杂豆类	√				
蔬菜类					√四季豆、芹菜、胡萝卜
菌藻类		√			
水果类					√梨
蛋类					√鸡蛋
水产品	√				
畜禽肉					√猪肉
动物肝	√				
血制品	√				
大豆制品		√豆腐			
坚果					√瓜子
奶及奶制品				√牛奶	
油炸、烧烤食品			√炸鸡		
零食			√饼干、火腿肠		
饮料		√可乐			

三、心理、跌倒评估

焦虑自评量表（SAS）：36分（正常）；抑郁自评量表（SDS）：38分（正常）。

四、健康教育问题

1. 知识缺乏：患者不太了解自己的疾病和诊断，并且自我健康管理知识缺乏，如不了解高磷血症的危害、磷结合剂的药物作用、什么是食品添加剂及其危害、什么是磷/蛋白比值。

2. 营养评估分析
（1）人体测量：超重、握力正常。
（2）问卷调查：营养状况良好。
（3）膳食调查：饮食描述不详，水、盐控制差，加工类食品、水果、饮料、油脂摄入频率高。
（4）实验室检查：健康教育主要问题为高磷血症。

五、健康指导

（一）能量和营养素推荐摄入量

1. 计算标准体重：[170（cm）－100]×0.9（kg）＝64（kg）。

2. 能量摄入：患者年龄大于60岁，活动量小，营养状况良好，能量需维持在30～35 kcal/（kg·d）。根据患者的活动量、饮食量、合并疾病及应激状况进行调整，推荐每日能量摄入1800～2000 kcal。计算能量摄入时，应减去腹膜透析液中所含葡萄糖被人体吸收的能量。

3. 蛋白质摄入：患者无残余肾功能，推荐量为1.0～1.2 g/（kg·d），其中至少50%为高生物价蛋白。

4. 脂肪供能比为25%～35%，其中饱和脂肪酸不超过10%，反式脂肪酸不超过1%，可适当提高n-3脂肪酸和单不饱和脂肪酸摄入量。

5. 计算每日以食物蛋白质为基础的交换份份数。其中谷薯类4～5份（16～20 g蛋白质），瓜类蔬菜250 g（1～2 g蛋白质），叶类蔬菜250 g（4 g蛋白质），水果1份（0～1 g蛋白质），肉、蛋、奶、大豆类5～6份（优质蛋白35～42 g），油脂类2～3份（约0 g蛋白质）。

6. 平衡膳食的原则：指导患者在保证热量充足的前提下，减少油脂类、饮料零食的摄入，减少外出就餐的频率，在蛋白质摄入适宜的同时，保证充足的能量摄入，以防止营养不良的发生。选择多样化、营养合理的食物。

（二）指导患者应用磷／蛋白质比值，学会挑选食物

磷的主要来源是饮食，饮食控制是预防和控制高磷血症的基础。食物中磷（以mg为单位）除以蛋白质（以g为单位）计算出的数值为该种食物的磷／蛋白质比值（单位为mg/g，图2-4-3）。当摄入同样质量的蛋白质，食物的磷／蛋白质比值越小，摄入的磷越少。食物的磷／蛋白质比值＞12 mg/g为"高磷食物"，≤12 mg/g为"低磷食物"。高血磷患者在选择食物前参考食物的磷／蛋白质比值，有助于在同类食物中选到蛋白质高但磷含量更少的食物以加强营养。中国慢性肾脏病矿物质和骨异常诊治指南概要中指出，建议患者选择磷／蛋白质比值低、磷吸收率低的食物。患者所摄入的蛋白质强调"质优"，鱼、肉、蛋、奶、大豆及大豆制品均为优质蛋白的来源。常见的食物磷／蛋白质比值见表2-4-5。

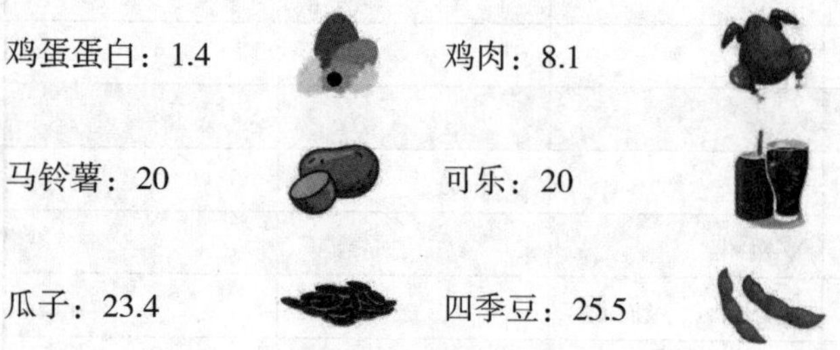

鸡蛋蛋白：1.4　　鸡肉：8.1

马铃薯：20　　可乐：20

瓜子：23.4　　四季豆：25.5

图2-4-3　磷／蛋白质比值（mg/g）

表2-4-5　常见的食物磷／蛋白质比值

食物	总量	磷（mg）	蛋白质（g）	磷／蛋白质（mg/g）
鸡蛋蛋白	1个，大	5	3.6	1.4
水面筋*	100 g	133	23.5	5.7
鸭胸脯肉	100 g	86	15.0	5.7
鸡肉	100 g	156	19.3	8.1
瓜子	100 g	114.8	5	23.4
梨	100 g	14	0.4	35
饼干	1个	562	20	28.1
可乐	100 g	4	0.2	20
四季豆	100 g	51	2	25.5
马铃薯	100 g	40	2	20

* 水面筋：是将面粉在水中揉洗，除去粉浆后的一种特殊蛋白质食品。

因此，高血磷患者选择磷/蛋白质比值低的食物，有助于在积极控制血磷、积极治疗继发性甲状旁腺功能亢进症的同时保持足够的蛋白质摄入量来优化生存质量。

（三）指导患者调整透析方案

腹膜磷的清除对腹透患者血磷控制非常重要。腹膜磷的清除与透析时间、透析模式、超滤量、透析充分性有关。24 h持续透析对磷的清除有好处，患者目前的透析模式已经是CAPD全天存腹。患者目前超滤量波动在1000～1600 ml。适当增加超滤不仅能保证容量的平衡，对于控制磷也起到重要作用。患者目前透析充分性偏低，根据患者腹膜功能的转运类型以及各项实验室指标，为了增加溶质的清除，及时为患者调整透析方案：每天1.5%×2000 ml×6袋，总剂量12000 ml。足够的透析剂量和超滤量是保证腹膜磷清除的重要条件。持续性不卧床腹膜透析每日可清除磷300～600 mg，每周可清除2100～2500 mg。

六、控制磷摄入的效果

健康教育3个月后，护士要求患者记录3日膳食称重记录单（表2-4-6），复查生化指标（表2-4-7），血磷降至正常范围，同时血钾、血尿酸水平有所改善，透析充分性较之前提高，皮肤瘙痒症状好转，睡眠也较之前好转。2023年1—6月患者血磷情况见图2-4-4。通过患者饮食调查，3日膳食热量平均摄入1633 kcal、蛋白质74 g、优质蛋白约占50%，膳食磷平均摄入量1000 mg。

表2-4-6　3日膳食称重记录单

第1天（透析日）		第2天（透析日）		第3天（透析日　周末）	
食物	食物的量（g）	食物	食物的量（g）	食物	食物的量（g）
早餐		早餐		早餐	
鸡蛋	50	鸡蛋	50	鸡蛋	50
牛奶	250 ml	牛奶	250 ml	牛奶	250 ml
馒头	50	花卷	50	肉龙	50
午餐		午餐		午餐	
米饭	250	饼	200	馄饨（肉60，菜60，面皮80）	200
芹菜	100	菜花	200	黄瓜	100
猪肉	100	鸭肉	100	鸡肉	100
		豆腐	100		
晚餐		晚餐		晚餐	
玉米	250	面条	200	炒饼	200
鸭肉	100	小炖肉	100	酱牛肉	50
烧萝卜	200	木耳	10	酸奶	50 ml
矿泉水	500 ml	矿泉水	500 ml	矿泉水	500 ml
油脂：20 g　盐：5 g　酱油：10 ml		油脂：20 g　盐：5 g　酱油：10 ml		油脂：20 g　盐：5 g　酱油：10 ml	

（续表）

以下由医师/护士计算后填写：				
第1天				
能量 1545 kcal	蛋白质 72.2 g	优质蛋白 36 g	碳水化合物 174.7 g	脂肪 55.8 g
钙 465.6 mg	磷 1169 mg	钾 2235.6 mg	钠 1320.2 mg	水 750 ml
第2天				
能量 1680 kcal	蛋白质 71.9 g	优质蛋白 33 g	碳水化合物 203.7 g	脂肪 77 g
钙 409.1 mg	磷 913 mg	钾 1229 mg	钠 1334 mg	水 700 ml
第3天				
能量 1674 kcal	蛋白质 78 g	优质蛋白 34.5 g	碳水化合物 200 g	脂肪 52.3 g
钙 556.5 mg	磷 1028 mg	钾 1720 mg	钠 1400 mg	水 755 ml

注：食谱计算采用开同食谱计算器。

表 2-4-7　健康教育前后患者血生化指标对比

日期	血红蛋白 (g/L)	尿酸 (μmol/L)	钾 (mmol/L)	校正钙 (mmol/L)	磷 (mmol/L)	T-CO$_2$ (mmol/L)	Kt/V
2月6日	118	437 ↑	4.0	2.36	3.24 ↑↑↑	19.6 ↓	—
5月8日	106 ↓	427 ↑	3.8	2.23	2.41 ↑↑	23.9	1.746
6月11日	110	440 ↑	4.3	2.26	1.86 ↑	22.8	—

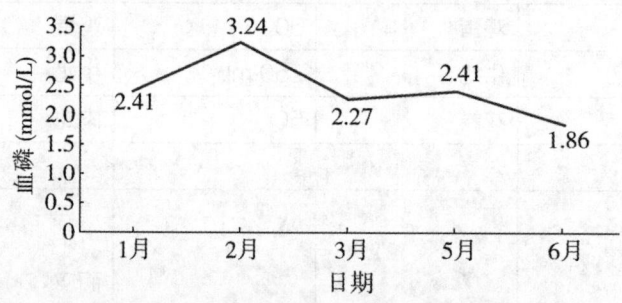

图 2-4-4　2023 年 1—6 月患者血磷情况

七、护理体会

本案例中，护理人员应用 24 h 膳食回顾日记和食物频率调查表了解患者的饮食情况，指导患者改善生活和饮食习惯，了解磷/蛋白质比值，学会挑选食物，识别日常生活中含磷高的食物，并且在医务人员指导下患者积极调整透析方案，保证透析充分性。通过饮食限磷、药物降磷、透析减磷，可以有效降低血磷。患者血磷指标虽然没有完全控制在正常值范围内，但改善效果明显，患者更加有信心通过医护患密切监测，进一步控制高磷血症。

【参考文献】

[1] 郑美鸿，张斌，李东彩，等．中医体质与血脂、尿酸、体重指数等的相关性研究．中华全科医学，2023，21（9）：1581-1584，1606.

[2] 中国医师协会肾脏内科医师分会，中国中西医结合学会肾脏疾病专业委员会营养治疗指南专家协作组.中国慢性肾脏病营养治疗临床实践指南（2021版）.中华医学杂志，2021，101（8）：539-553.
[3] 李英.慢性肾脏病高磷血症的治疗.临床荟萃，2016，31（6）：590-593.
[4] 王莉，李贵森，刘志红.中华医学会肾脏病学分会《慢性肾脏病矿物质和骨异常诊治指导》.肾脏病与透析肾移植杂志，2013，22（6）：554-559.
[5] 鲁琳，匡鼎伟.腹膜透析患者磷清除影响因素的研究进展.中国血液净化，2020，19（6）：406-409.
[6] Badve S V, Zirnmerman D L, Knoll G A, et al. Peritoneal phosphate clearance is influenced by peritoneal dialysis modality, independent of peritoneal transport characteristics. Clin J Am Soc Nephrol, 2008, 3 (6): 1711-1717.
[7] Bernardo A P, Contesse S A, Bajo M A, et al. Peritoneal membrane phosphate transport ststus: a cornerstone in phosphate handing in peritoneal dialysis. Clin J Am Soc Nephrol, 2011 (6): 591-597.

（丁　珊　许　莹）

小　结

透析患者高磷血症的发生率很高，有研究显示，50%～80%的透析患者合并高磷血症。其发生原因是多方面的，主要与肾排泄减少、饮食磷摄入过多和骨骼释放磷过多有关。我国透析患者高磷血症的控制达标率较低，长期的高磷血症可能导致继发性甲状旁腺功能亢进、肾性骨病，还会导致血管、软组织和心脏瓣膜等多部位钙化，增加心血管事件和全因死亡风险。

高磷血症的治疗需遵循3D原则，即饮食（diet）、药物（drug）和透析（dialysis），饮食是控制高磷血症的第一道防线。低磷饮食并非简单地将磷摄入量控制在800～1000 mg/d，还必须同时关注磷/蛋白质比值，避免严格限磷导致蛋白质摄入不足而发生蛋白质-能量消耗。此外，还需重点关注含磷食品添加剂的使用。

本章展示了几个透析患者合并高磷血症的典型病例，通过分析患者的饮食记录和生活习惯，评价用药和透析方案，以及全面的营养评估等多种手段，明确患者高磷血症的可能原因。从药物依从性、降磷的烹饪技巧、磷/蛋白质比值和含磷食品添加剂等多方面，展示了透析合并高磷血症患者的饮食指导要点，从而全面、长期、有效地控制透析患者的高磷血症。

（王　琰）

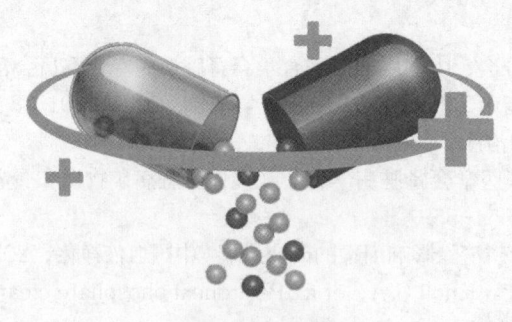

第三章

透析患者水、盐控制及膳食指导

第一节 一例血液透析患者透析间期体重增长控制分析及健康指导

【摘要】本个案通过调查一位维持性血液透析患者的饮食及生活习惯，结合实验室检查指标，分析其透析间期体重增长存在的问题，提出改善方案。该患者透析龄 2 年余，接受血液透析、血液透析联合血液灌流及血液透析滤过治疗，透析充分。患者的主要问题为透析间期体重增加过多（＞干体重的 6%）。通过分析患者的饮食记录和生活习惯，发现该患者对终末期肾病的饮食及运动知识缺乏、心理焦虑、生活不规律。护士结合透析间期体重增加过多和水负荷过重的危害，就如何降低饮食中水分的摄入、运动排汗等相关知识对患者进行指导，并关注加强心理问题护理，使患者透析间期体重增加情况明显改善。

【关键词】透析间期体重增长；容量负荷；水、盐控制

一、病例简介

（一）现病史

患者男性，58 岁，12 年前（2011 年）确诊为高血压，未予重视及规律治疗，3 年前（2020 年）诊断为高血压肾病，予口服替米沙坦、卡维地洛、硝苯地平等药物治疗，血压维持在（160～180）/（86～100）mmHg。于 2020 年 9 月 10 日步行收入院并行首次血液透析治疗。

否认其他慢性病史。否认药物及食物过敏史；首次透析至今未出现透析器及管路过敏反应。个人史无特殊。2020 年 6 月 5 日行左前臂自体动静脉内瘘成形术，并于 2020 年 9 月 10 日开始使用。

（二）近 1 个月病情变化

1. 主诉：透析间期气短、乏力 1 月余。

2. 近 1 个月（2023 年 3 月）超滤量：每次 5000～5500 ml；透析间期体重增加大于干体重的 6%。

3. 近 1 个月（2023 年 3 月）血压控制情况：透析间期血压波动于（150～190）/（80～100）mmHg。

4. 睡眠状态：入睡欠佳，每晚能连续睡眠 5～6 h。

5. 二便情况：大便每日 1 次，正常黄软便；无尿。

（三）体格检查

体温 36.9℃，血压 175/90 mmHg，脉搏 92 次/分，呼吸 22 次/分，身高 185 cm，体重 110 kg。神清语利，无腹水，颜面部及双下肢无水肿。

血管通路物理检查　视诊：通路侧手臂皮肤清洁，无红肿、渗血及破损表现，双侧肩颈、胸壁、颜面部无红肿及浅表血管扩张。触诊：吻合口及瘘体震颤良好，无异常增强、减弱或消失；瘘体血管壁弹性良好，无搏动增强或减弱、消失。听诊：可闻及内瘘血管杂音弥漫、连续、低调、收缩期/舒张期均存在。举臂试验（－），搏动增强试验（－）。

（四）近 3 个月实验室检查（表 3-1-1）

表 3-1-1　患者 2023 年 1—3 月血生化指标

日期	血红蛋白（g/L）	白蛋白（g/L）	校正钙（mmol/L）	磷（mmol/L）	钾（mmol/L）	iPTH（pg/ml）	Kt/V	URR（%）	铁蛋白（ng/ml）	转铁蛋白饱和度（%）
1月	125↑	37.7↓	2.35	1.6↑	5.4	177	1.4	—	210	—
2月	122↑	38.5↓	2.23	1.9↑	4.6	169	1.2	—	211	—
3月	112	36.1↓	2.48	1.3	5.6↑	195	1.3	—	235	—

注：iPTH：全段甲状旁腺激素；Kt/V：周尿素清除指数；URR：尿素下降率。

（五）辅助检查

超声心动检查：提示左心房扩大、左心室肥厚、二尖瓣轻度反流、三尖瓣轻度反流、左室射血分数 55%。

（六）诊断

慢性肾病 5 期
　　高血压肾病
　　维持性血液透析
　　肾性高血压
　　低白蛋白血症
　　高钾血症

（七）透析治疗方案

规律透析。HD：1 次/周；HDF：1 次/周；HP＋HD：1 次/周；血流速度 300 ml/min；透析液流速 500 ml/min；透析液处方：钠 138 mmol/L、钙 1.25 mmol/L、钾 2.0 mmol/L、碳酸氢根：37 mmol/L；抗凝方案：低分子肝素钙 6000 U，透析时静脉注射；静脉药物：左卡尼汀 1.0 g，透析后静脉注射；促红细胞生成素 3000 U，透析后 2 次/周。

二、营养评估

（一）人体测量

身高 185 cm，体重 110 kg，体质指数（BMI）32 kg/m²（肥胖）；上臂围 34 cm（正常）；肱三头肌皮褶厚度 25 mm（男性参考值：8.3 mm）；上臂肌围 26.2 cm（正常）。

（二）营养评分

主观综合营养评分（SGA）：营养好（A）。

（三）膳食调查

根据当日实验室检查，对患者进行 24 h 回顾膳食调查方法。

1. 24 h 膳食回顾调查：依据中国肾病食品交换份，估算摄入谷薯类 2～3 份、水果类 2 份、蔬菜类2份、肉蛋类3~4份、油脂类3份（表3-1-2）。

表3-1-2 干预前患者24 h膳食回顾调查

餐次	食物名称	食物的重量（g）	酒、水、饮料（ml）	进餐地点
早餐	豆浆	500	500	餐馆
	炸油饼	300		
中餐	牛肉面	面条500 牛肉100	500	餐馆
加餐	面包	400	500	家中
晚餐	炸酱面	面条550 炸酱50	500	家中
	凉拌黄瓜	300		

2. 食物频率调查：经调查发现患者1周主食以含水量高的面条为主，每100 g面条含水量约70%，早餐喜食油饼，喜喝豆浆，加餐喜食黄瓜、梨等含水量高的水果、蔬菜，饮食口味偏咸，水分摄入不控制，每日摄入约3000 ml（表3-1-3）。

3. 钠（盐）摄入量：回顾24 h膳食摄入，应用食谱计算器计算300 g油饼含钠量为1717 mg（食盐1 g约含钠393.11 mg，即含盐4.37 g），400 g面包含钠量为921.6 mg（即含盐2.34 g），20 g黄酱含钠量为721 g（含盐1.83 g）。加上面条、凉菜、佐餐调料等，患者单日全天膳食盐摄入量估算高达12 g，远超5 g/d的推荐摄入量。

表3-1-3 干预前食物频率调查

食物种类	食用次数（/周）				
	0次	1次	2~3次	4~6次	7次及以上
谷薯类				√面条	
杂豆类	√				
蔬菜类			√黄瓜		
菌藻类	√				
水果类					
蛋类			√1~2个蛋清		
水产品	√				
畜禽肉		√牛肉			
动物肝	√				
血制品	√				
大豆制品				√豆浆500 ml	
坚果	√				
奶及奶制品				√牛奶250 ml	
油炸、烧烤食品			√油饼		
零食	√				
饮料				√	

三、心理评估

焦虑自评量表（SAS）53 分（轻度焦虑），抑郁自评量表（SDS）39 分（正常）。

四、健康教育问题

1. 知识缺乏：患者虽知道自己的疾病及诊断，但缺乏水、盐控制及常见并发症知识，如不太了解常用实验室检查指标、各项指标的目标值、心力衰竭的危险因素、如何控制体重增长。

2. 心理问题：存在一定抑郁情绪，饮食和生活习惯不能自律，日常通过美食缓解焦虑情绪，导致体重增加过多。

3. 营养评估分析

（1）人体测量：BMI 以及皮下脂肪含量均提示肥胖，肌肉量在正常范围。

（2）问卷调查：营养好。

五、健康指导

（一）能量和营养素推荐摄入量

1. 计算标准体重：[185（cm）－100]×0.9＝76.5（kg）。

2. 能量摄入：患者年龄≤60 岁，根据患者日常中等活动量、饮食史、合并疾病及应激状况进行调整，推荐每日能量摄入 2200～2600 kcal。

3. 蛋白质摄入推荐量：1.0～1.2 g/（kg·d），合 76～92 g/d，其中至少 50% 来自优质蛋白。

4. 计算每日以食物蛋白质为基础的交换份份数，其中谷薯类（即主食等）5～6 份（含蛋白质 20～24 g），瓜类蔬菜 250 g（0～1 g 蛋白质），叶类蔬菜 250 g（4 g 蛋白质），水果类 1 份（0～1 g 蛋白质），肉、蛋、奶、大豆类 6～7 份（42～49 g 蛋白质），油脂类 2～3 份（0 g 蛋白质），不足的能量可用淀粉类（例如藕粉、粉丝等）或麦淀粉类补充。

5. 平衡膳食的原则：指导患者在保证能量充足的前提下，减少油脂类、饮料零食的摄入，减少外出就餐的频率，在蛋白质摄入适宜的同时，保证充足的能量摄入，以防止营养不良发生。选择多样化、营养合理的食物。

（二）指导患者充分认识到体重增加过多对心脏的危害

为患者耐心讲解心脏血管工作原理，水分过多、血管内容量增加，使心脏回输负荷增加和输出做功增加，心脏负担加大。透析间期体重增加大于 5% 的患者比透析间期体重增加小于 5% 的患者，心血管疾病发病率明显升高。透析间期容量超负荷的患者左心房内径、左室舒张末期内径及左室收缩末期内径明显比容量控制合理范围内的患者要大，而左室射血分数明显要比容量控制合理的患者低，所以容量负荷与透析患者心功能关系密切。血管内血压过大还会造成血管内皮损伤，加快血管硬化，增加血管破裂风险。容量负荷和高血压可引起左心室肥大和心力衰竭，是维持性血液透析患者心血管事件高死亡率的重要原因。透析后容量负荷过重是透析患者全因死亡的独立危险因素。严格控制容量对血液透析患者控制血压起到关键作用，对心血管起到保护作用，延缓透析并发症的发生，提高生活质量，延长寿命。

（三）指导患者掌握控制水量的方法

1. 减少水分摄入

（1）每日固定饮水量，使用有刻度的水杯、小瓶矿泉水，小口慢饮，将饮品制成冰块含化，用水漱口后吐掉。每天控制饮水量在 1000～1500 ml。减少中途加餐。并且每日称量体重监测体重变化。

（2）避免食用汤水类食物，如肉汤、啤酒、果汁；尽量减少含水量高的主食，如面条、粥；

尽量减少含水量高的水果、蔬菜，如梨、桃、西瓜、番茄、黄瓜。

（3）利用冰块或添加酸味低钾水果来缓解口干、口渴，如柠檬冰块。

2. 减少钠的摄入

（1）避免高盐饮食，如加工肉制品、腌制品、高盐调味料酱油、味精、黄酱。

（2）尽量在家中进食，减少餐馆进餐。在家中可以使用限盐勺来控制盐的摄入。对每天食盐摄入采取总量控制，尽量少于3g，不超过6g，用量具量出，每餐按量放入菜肴；做菜时尽量少放含盐调味品（如酱油、味精、鸡精、干酱等），一定要用酱油和酱类调料时，相应减少食盐用量。15ml酱油中通常含有3g食盐。逐步改变口味过咸、过重的习惯。

3. 改变烹饪方法也可以达到减少食盐摄入的目的。同样盐量下，使用不同烹调方式做出的菜肴，口味是不同的。一般来说，凉菜或烧烤＞炒菜＞红烧或炖菜；烹饪方法上，建议先炒菜后放盐，或在菜肴表面蘸酱油。多吃新鲜食物，少吃加工、腌制类食物。可适当采用酸味、甜味等调味品替代咸味，也可选择葱、姜、蒜等新鲜配料进行调味；开启罐头食品，沥掉盐水，再用清水浸泡几次，除掉盐分后再烹煮；购买食品需要关注包装上钠的含量。

（四）加强心理护理，减轻焦虑情绪

进入透析治疗阶段后，透析患者出现心理失衡，易发生焦虑、抑郁：患者从一个家里顶梁柱式的家长，变成需要长期治疗的透析患者，丧失社会价值，变成家庭的负担；对于疾病知识的缺乏和死亡的恐惧，使其感到沮丧、无助，此时只能依靠美食的刺激来减轻疾病带来的焦虑，同时希望得到家属及医护人员的安慰和鼓励。了解到患者的心理问题，医护人员和家属一起理解、尊重患者各方面需求和意愿，关心、重视他的主观感受，进行的任何治疗护理措施都向他做耐心细致的解释，在医疗技术方面增加患者安全感；安排积极乐观的患者同区域透析，营造出一种和谐温馨的环境；根据透析室的客观条件尽可能满足患者的合理需求，如安排明亮、安静的透析床位，夏季靠近空调凉爽处等。经过多项举措，减轻患者焦虑，进而减少因焦虑导致进食增加、体重增长过多的情况。

六、控制体重摄入的效果

1. 干预后患者透析间期体重增加可控制在干体重的5%以内，近1个月每次超滤量均在4000～5000ml。血压控制较前有所好转，透析间期血压波动在（140～160）/（70～90）mmHg。透析前血压波动在（150～170）/（90～100）mmHg；下机后血压波动在（134～149）/（87～90）mmHg。

2. 干预后膳食调查

（1）3日膳食调查（表3-1-4）

表3-1-4 干预后3日膳食称重记录单

第1天（透析日）		第2天（非透析日）		第3天（周末）	
食物	食物的量（g）	食物	食物的量（g）	食物	食物的量（g）
早餐		早餐		早餐	
花卷	80	蛋清	120	蛋清	120
炒生菜	200	花卷	150	馒头	80
牛奶	250	疙瘩汤	75	炒圆白菜	200
苹果	200	酸奶	100	牛奶	250
午餐		午餐		午餐	
饺子20个（猪肉+面粉）	150+200	烙饼	200	发面饼	200

（续表）

第1天（透析日）		第2天（非透析日）		第3天（周末）	
食物	食物的量（g）	食物	食物的量（g）	食物	食物的量（g）
午餐		午餐		午餐	
		炖牛肉	150	肉炒芹菜	250
		梨	200	苹果	200
晚餐		晚餐		晚餐	
馒头	150	炒饼	200	花卷	150
炒豆芽	200	拍黄瓜	200	肉炒菜花	200
酸奶	100	牛奶	250	酸奶	100
油脂：10 g　盐：5 g 酱油：15 ml		油脂：10 g　盐：5 g 酱油：20 ml		油脂：10 g　盐：5 g 酱油：15 ml	

以下由医师/护士计算后填写：

第1天				
能量 2100 kcal	蛋白质 77 g	优质蛋白 43 g	碳水化合物 200 g	脂肪 40 g
钙 550 mg	磷 1000 mg	钾 1850 mg	钠 2650 mg	水 800 ml
第2天				
能量 2400 kcal	蛋白质 80 g	优质蛋白 45 g	碳水化合物 210 g	脂肪 34 g
钙 480 mg	磷 930 mg	钾 1530 mg	钠 2700 mg	水 800 ml
第3天				
能量 2150 kcal	蛋白质 65 g	优质蛋白 35 g	碳水化合物 208 g	脂肪 35 g
钙 580 mg	磷 1000 mg	钾 1920 mg	钠 2800 mg	水 600 ml

注：采用开同食谱计算器计算膳食营养成分。

（2）食物频率调查：主食以饼、馒头为主，加入肉、蛋、奶等营养食物，基本不在外就餐。饮食清淡，每日盐限量控制在5 g，相应的饮水量控制在要求范围内（表3-1-5）。

表3-1-5　干预后食物频率调查

食物种类	食用次数（/周）				
	0次	1次	2~3次	4~6次	7次及以上
谷薯类				√花卷、馒头、饼	
杂豆类		√豆芽			
蔬菜类		√黄瓜	√圆白菜		
菌藻类	√				
水果类				√苹果、梨	
蛋类					√每天1或2个蛋清
水产品	√				
畜禽肉					√瘦肉

（续表）

食物种类	食用次数（/周）				
	0次	1次	2~3次	4~6次	7次及以上
动物肝	√				
血制品	√				
大豆制品	√				
坚果	√				
奶及奶制品			√酸奶 100 ml	√牛奶 250 ml	
油炸、烧烤食品	√				
零食	√				
饮料	√				

3. 健康教育后3个月实验室检查（表3-1-6）

表3-1-6　干预后2023年6—8月实验室检查

日期	血红蛋白（g/L）	白蛋白（g/L）	校正钙（mmol/L）	磷（mmol/L）	钾（mmol/L）	iPTH（pg/ml）	Kt/V
6月	125↑	40	2.1	1.2	5.0	178	1.3
7月	122↑	39↓	2.22	1.4	4.7	198	1.4
8月	112	41	2.5↑	1.3	5.2	180	1.5

注：iPTH：全段甲状旁腺激素；Kt/V：周尿素清除指数。

七、护理体会

经过医护人员健康指导后，患者积极配合治疗，严格控制饮食，选择含水量少的主食摄入，避免高盐饮食，每日固定饮水量，使水摄入控制在合理范围以内。每周固定透析3次，没有加透。体重控制后患者心情舒畅，出现乏力、气短症状的情况减少，活力增加，焦虑、抑郁的情况也明显改善，使患者的透析和生活质量明显提高。

血液透析患者严格水、盐控制有利于控制并发症，减少心脑血管事件，改善生存等。从本例患者情况可看出，多种原因可导致血液透析患者水、盐控制不佳，通过膳食调查可以发现具体问题，进行有针对性的个体化饮食指导。

【参考文献】

[1] 刘威, 刘昊虹. 血液透析患者透析间期体重增长与心功能关系. 中国医药科学, 2018, 8 (12): 182-184.
[2] 王学敏, 韩胜华, 王向托. 容量超负荷对血液透析患者心功能、血脂及炎症因子的影响. 中国老年学杂志, 2019, 39 (17): 4138-4140.
[3] Ok E, Asci G, Chazot C, et al. Controversies and problems of volume control and hypertension in haemodialysis. The Lancet, 2016, 388 (10041): 285-293.
[4] 朱丽, 杨冰, 蔡美顺, 等. 维持性血液透析患者透析后容量负荷过重与长期预后的关系. 中国血液净化, 2022, 21 (3): 162-166.
[5] 丁小强, 余金波. 血液透析患者高血压诊治新进展. 中华肾病研究电子杂志, 2014, 3 (3): 118-122.

（周建浩　孟　利　曹立云）

第二节 一例腹膜透析患者容量负荷过重的膳食分析及健康指导

【摘要】 本个案通过调查一位原发病为糖尿病肾病的维持性腹膜透析（PD）患者的饮食及生活习惯，结合实验室检查结果，分析其存在的问题，提出改善方案。该患者规律腹膜透析1年，24 h超滤量200～300 ml、尿量1000～1200 ml，重度水肿。患者存在的主要问题是腹膜透析容量控制相关饮食知识缺乏，同时伴有低白蛋白血症、高磷血症。护士就容量负荷过重、残余肾功能保护的相关知识进行指导，从而帮助患者减少并发症的发生，提高生活质量。

【关键词】 腹膜透析；容量负荷；残余肾功能；知识缺乏

一、病例简介

（一）现病史

患者女性，37岁，主因"维持性腹膜透析1年、双下肢水肿1月余"来诊。2年前（2021年）肾穿刺活检诊断为"糖尿病性结节性肾小球硬化症"。1年前（2022年）因"急性心力衰竭"就诊于当地医院ICU治疗1月余，其间行腹膜透析置管术，出院后居家规律透析，半年前转入我中心。腹透方案：持续不卧床腹膜透析（CAPD），每天4次换液，超滤量200～300 ml/d，尿量1000～1200 ml/d。近1个月双下肢重度水肿，体重增长3 kg，测量血压最高时达176/98 mmHg。

既往有2型糖尿病7年，血糖控制尚可；高血压2年，规律服药，血压控制尚可。

（二）近1周主诉及病情变化

1. 主诉：食欲缺乏，喜进食粥汤类，日常活动劳累感增加。

2. 1周内（2023年3月1—7日）体重自59 kg增至64.5 kg，双下肢水肿加重，乏力明显，上1层楼即感喘憋。

3. 近1周居家血压（图3-2-1）

4. 近1周居家体重、超滤量、尿量（图3-2-2）

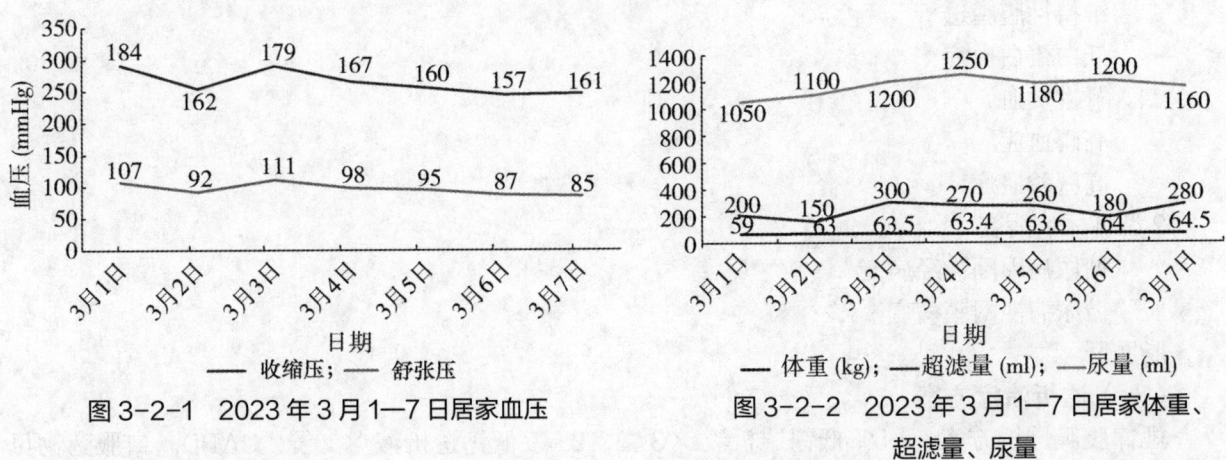

图3-2-1　2023年3月1—7日居家血压

图3-2-2　2023年3月1—7日居家体重、超滤量、尿量

5. 二便情况：大便1次/天，偏干，排便费力，排尿无异常。

（三）体格检查

体温36.2℃，血压184/107 mmHg，脉搏88次/分，呼吸18次/分，身高163 cm，体重

64.5 kg。神清语利，颜面部及双下肢重度水肿。

出口评估：腹透导管隧道及出口无红肿压痛，外面观少量结痂，内面观上皮覆盖约50%。导管出口愈合良好。

（四）近3个月实验室检查（表3-2-1）

表3-2-1　2023年1—3月血生化指标

日期	血红蛋白（g/L）	白蛋白（g/L）	甘油三酯（mmol/L）	低密度脂蛋白胆固醇（mmol/L）	校正钙（mmol/L）	磷（mmol/L）	钾（mmol/L）	尿酸（μmol/L）
1月17日	118	36.6 ↓	1.03	2.44	2.38 ↑	2.41 ↑↑	5.25	317
2月23日	120	32.5 ↓	1.12	3.34	2.40 ↑	2.35 ↑↑	4.7	348
3月1日	128 ↑	35.5 ↓	1.18	3.01	2.30	2.37 ↑↑	4.08	409

日期	血糖（mmol/L）	T-CO$_2$（mmol/L）	CRP（mg/L）	iPTH（pg/ml）	Kt/V	铁蛋白（ng/ml）	转铁蛋白饱和度（%）
1月17日	4.86	30.2	—	116.2 ↓	1.22	—	—
2月23日	5.96	23.3	1.3	211.4	2.2	—	—
3月1日	6.51	24.7	—	202.1	1.72	—	—

注：T-CO$_2$：总二氧化碳；CRP：C反应蛋白；iPTH：全段甲状旁腺激素；Kt/V：周尿素清除指数。

（五）辅助检查

1. 超声心动检查：提示二尖瓣轻度反流、三尖瓣轻度反流、左室射血分数71.9%、左室舒张末内径4.7 cm、左室收缩末内径2.7 cm。

2. 腹部B超：脂肪肝。

3. 颈动脉B超：双侧颈动脉硬化伴右侧斑块形成。

4. 人体成分监测（BCM）：水负荷（overhydration，OH）5.8 L。

（六）诊断

慢性肾病5期
　　糖尿病肾病
　　维持性腹膜透析
　　低白蛋白血症
　　肾性贫血
　　高磷血症
　　高尿酸血症
2型糖尿病病变
　　糖尿病周围神经病变
　　糖尿病视网膜病变
脂肪肝

（七）透析治疗方案

规律腹膜透析方案：1.5%低钙透析液×3袋，2.5%低钙透析液×1袋，CAPD。口服药物见表3-2-2。

表 3-2-2 患者口服药物

药物作用	名称	剂量	用法
降压	硝苯地平控释片 沙库巴曲缬沙坦钠	30 mg 100 mg	2次/日 1次/日
纠正贫血	叶酸片 罗沙司他 多糖铁复合物胶囊	5 mg 100 mg 150 mg	1次/日 3次/周 2次/日
磷结合	碳酸司维拉姆 碳酸镧咀嚼片	0.8 g 100 mg	3次/日（随餐吞服） 3次/日（随餐嚼服）
营养补充	复方 α-酮酸	3.78 g	2次/日
利尿	呋塞米	60 mg	2次/日

二、营养评估

（一）人体测量

身高163 cm，干体重64.5 kg，体质指数（BMI）24.3 kg/m²（超重）；上臂围29 cm（正常）；肱三头肌皮褶厚度19 mm（女性参照标准15.3 mm）；上臂肌围24.6 cm（正常）；握力22.1 kg（正常）。

（二）营养评分

主观综合营养评分（SGA）：营养好（A）（图3-2-3）。

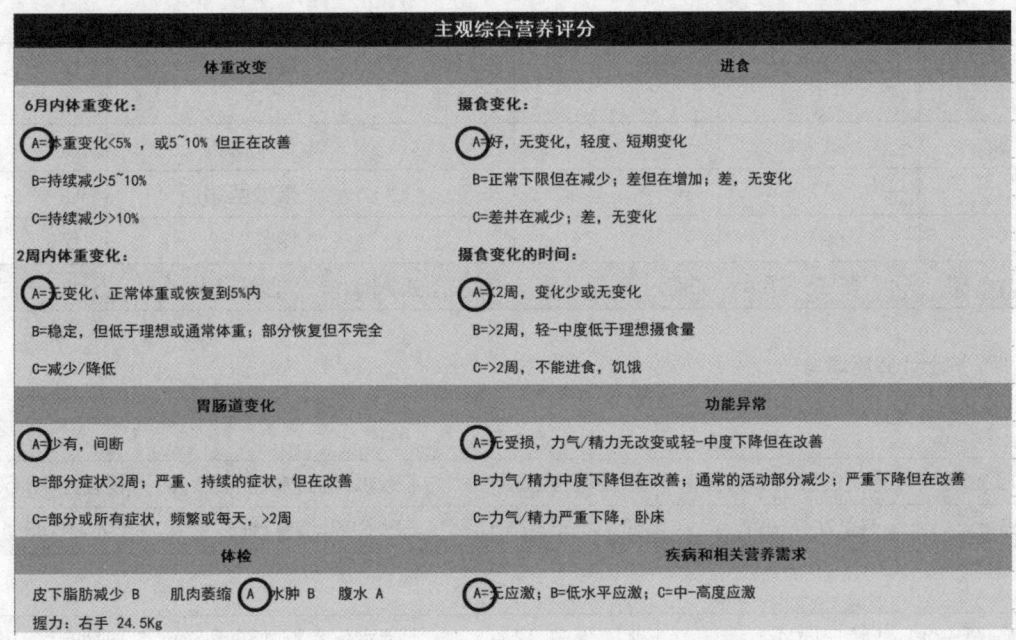

图 3-2-3 患者主观综合营养评分（截图）

（三）膳食调查

1. 3日膳食称重记录（表3-2-3）

表 3-2-3　干预前 3 日膳食称重记录单

第1天（透析日）		第2天（透析日）		第3天（透析日）	
食物	食物的量（g）	食物	食物的量（g）	食物	食物的量（g）
早餐		早餐		早餐	
鸡蛋	50	鸡蛋	60	鸡蛋	50
牛奶	150	牛奶	250	牛奶	250
馄饨	面皮 30 + 猪肉 60 + 水 150	面包片	50	小笼包	3 个（面粉 40 + 猪肉 50 + 大葱 10）
加餐		加餐		加餐	
苹果	100	—	—	草莓	110
午餐		午餐		午餐	
面条	80	米饭	50	面条	100
黄瓜	300	排骨	40	炸黄酱	10
大蒜	25	肉丝炒蒜苗	肉丝 20 + 蒜苗 50	凉拌圆白菜	100
西红柿鸡蛋卤	鸡蛋 50 + 西红柿 100	菠菜粉丝汤	100（菠菜 50 + 粉丝 10）	排骨	20
加餐		加餐		加餐	
—	—	酸奶	120	酸奶	120
晚餐		晚餐		晚餐	
小米粥	150	炸酱面	90（面条 80 + 炸黄酱 10）	馒头	30
—	—	—	—	玉米碴粥	100
—	—	—	—	素炒西葫芦	30
				榨菜	15
油脂：10 g　盐：7 g　酱油：15 ml		油脂：20 g　盐：6 g　酱油：10 ml		油脂：15 g　盐：5 g　酱油：15 ml	

以下由医师 / 护士计算后填写：

第1天

能量 1106 kcal	蛋白质 43.01 g	优质蛋白 32 g	碳水化合物 127.93 g	脂肪 48.69 g
钙 345.25 mg	磷 709.55 mg	钾 1364.2 mg	钠 3894.29 mg	水 1638.17 ml

第2天

能量 1196.75 kcal	蛋白质 44 g	优质蛋白 37 g	碳水化合物 130.26 g	脂肪 56.89 g
钙 539.1 mg	磷 738.4 mg	钾 1226.1 mg	钠 3737.18 mg	水 1400 ml

第3天

能量 1418.91 kcal	蛋白质 50.66 g	优质蛋白 38 g	碳水化合物 181.89 g	脂肪 57.69 g
钙 568.06 mg	磷 918.29 mg	钾 1473.83 mg	钠 4229.47 mg	水 1500 ml

注：采用开同食谱计算器计算膳食营养成分。

2. 食物频率调查：主食以米饭、面食为主，量较多（表3-2-4）。

表3-2-4　食物频率调查

食物种类	食用次数（/周）				
	0次	1次	2~3次	4~6次	7次及以上
谷薯类			√饺子、包子	√米饭、面条	
杂豆类		√红小豆			
蔬菜类			√茄子、蒜苗	√菠菜、西葫芦、冬瓜	
菌藻类	√				
水果类				√苹果、桃	
蛋类					√1~2个/日
水产品	√				
畜禽肉			√鸡肉、猪肉、牛肉		
动物肝	√				
血制品	√				
大豆制品	√				
坚果	√				
奶及奶制品					√牛奶100~200 ml/d
油炸、烧烤食品			√油条		
零食			√话梅		
饮料	√				

三、心理评估

焦虑自评量表（SAS）7分（正常）；抑郁自评量表（SDS）1分（正常）。

四、健康教育问题

1. 容量负荷过重：患者自述1周内体重增加5.5 kg，双下肢水肿加重，主诉日常活动后劳累感增加、血压升高，原药量难以控制血压。

2. 知识缺乏：患者对腹膜透析相关知识了解，但缺乏腹膜透析相关饮食摄入标准、容量控制以及残余肾功能保护的相关知识。

3. 营养评估分析

（1）人体测量：超重、皮下脂肪轻度增多、肌肉力量及肌肉量正常。

（2）问卷调查：营养状况良好。

（3）膳食调查：馄饨、面条、菜汤、粥等食物类别含水量较多，3日平均水摄入量1513 ml；此外，榨菜和炸黄酱的含钠量非常高，调查第3日全天钠摄入量达到4229.47 mg，而指南建议透析患者食盐＜5 g/d，且包括酱油等调味品的含钠量（5 ml酱油均值含钠量约为287.85 mg）。以上均是构成患者近期容量负荷过重的饮食因素。总能量摄入不足，3日平均摄入量1240 kcal（推荐摄入量为1600~1900 kcal），蛋白质摄入量不足，3日平均摄入量45 g（推荐摄入量54~65 g，其中优质蛋白占比至少50%），调查期间3日平均优质蛋白占比为77.5%，蔬菜、水果摄入量不足。

（4）实验室检查：低白蛋白血症、高磷血症、高尿酸血症。

五、健康指导

（一）残余肾功能保护在腹膜透析患者中的重要性

当患者肾受损后，余下的部分功能称为残余肾功能（residual renal function，RRF）。尽管透析患者的RRF已经很少（少于正常功能的10%），但它对清除废物和多余的水分，保持水、电解质和酸碱平衡，分泌激素以维持骨骼健壮，促进红细胞生成和控制血压仍有很重要的作用。肾的分泌功能是任何透析或药物无法替代的（图3-2-4）。多项研究表明，残余肾功能不仅可以更好地维持营养状态、减少对饮食和水分的控制，还可以帮助患者达到透析充分性的目标，减少并发症的发生，提高生活质量。

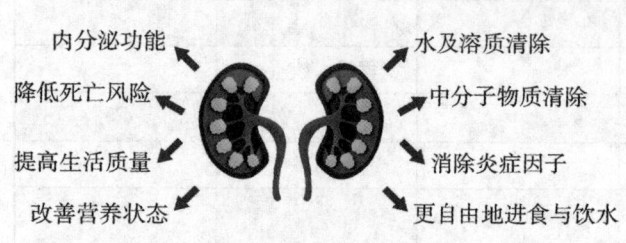

图3-2-4 残余肾功能在腹膜透析中的作用

（二）残余肾功能对腹膜透析患者生存影响的机制

1. 残余肾功能与容量平衡：研究发现，腹透患者水、钠清除能力的维持对预后有利。无论在腹透患者还是血透患者中，水、钠清除率下降引起的容量负荷过重均可导致高血压、左心室肥厚等并发症。而高血压、左心室肥厚是引起透析患者心血管事件死亡的主要原因，亦是影响患者全因生存率的危险因素。

腹透患者残余肾功能与容量平衡的关系已有报道。经身高校正的细胞外水容量（extracellular water，ECW）与腹透患者GFR成反比，虽然GFR < 2 ml/（min·1.73 m²）的患者高糖透析液的用量以及超滤量均高于GFR > 2 ml/（min·1.73 m²）的患者，前者ECW仍低于后者。24 h尿量每增加250 ml，腹透患者死亡相对危险度下降36%，而液体清除指标（24 h尿量、超滤量、总液体清除量）的引入消除了残肾小分子清除率对患者生存率的影响。水、钠清除功能的丢失是残肾功能下降、影响透析患者生存率的重要机制之一。

2. 残余肾功能与营养状态：终末期肾病患者的营养不良分为两型，Ⅰ型的发生主要与尿毒症引起的食欲不佳有关，Ⅱ型由炎症引起。炎症在透析患者中十分常见，40%~60%的血透患者血浆炎症指标CRP浓度高于正常值，腹透患者中该比例稍低。营养不良和炎症均为影响患者生存率的危险因素，二者同时是加剧动脉粥样硬化的非传统因素，营养不良、炎症、动脉粥样硬化在CRF患者中常共存，表现为MIA综合征，后者是影响患者全因死亡率及心血管事件死亡率的重要危险因素。

3. 残余肾功能对维持腹膜透析患者良好的营养状态有益，而残余肾功能的下降有促炎症作用。无尿腹透患者较有尿患者血浆白蛋白浓度更低、SGA评估营养不良的发生率更高。残余肾功能丢失是引起新入腹透患者炎症发生的独立危险因素，更重要的是，残余肾功能低和炎症共存会加剧彼此对患者生存率的影响。而炎症与营养不良共存，能进一步促进彼此的发生、发展。

4. 残余肾功能与钙磷代谢：高磷、高钙、高甲状旁腺激素（parathyroid hormone，PTH）血症是透析患者常见的钙磷代谢紊乱，不仅是心血管并发症的诱因之一，更是导致患者死亡的危险因素。钙、磷代谢紊乱引起透析患者死亡的具体机制不完全清楚，目前认为促血管钙化可能为主要原因。

研究发现，残肾的排磷功能对维持腹透患者钙、磷代谢平衡有重要作用。高血磷在无尿患者中的发生率为44%，在有尿患者中仅29%，且提高无尿患者的腹膜溶质清除率对降低血磷的作用有限。患者血浆钙、磷、PTH浓度均与残余肾功能水平相关。随着透析的进行，血浆PTH浓度的升高值在校正了钙、磷、肌酐值后，仍与残余肾功能的丢失值密切相关。

（三）残余肾功能的保护策略

ESRD患者在接受腹膜透析治疗后，随着透析时间的推移，在各种影响因素的作用下，RRF逐渐下降，生存质量、营养状况及死亡率受到了严重影响。因此，保护腹膜透析患者残余肾功能刻不容缓。保护RRF，积极控制原发病为首要措施；将血压控制在正常范围，有利于延缓肾衰竭的进展，保护PD患者RRF和维持透析的充分性，同时能减少心血管事件的发生率；也可应用肾素-血管紧张素系统阻断剂延缓RRF的下降，降压过程中一定要避免低血压或低血容量对残肾的缺血性损害。低蛋白饮食联合口服α-酮酸类药物可延缓透析患者RRF的下降，规律PD患者每日摄入的蛋白质总量为0.65 g/kg，加上腹透液中丢失的蛋白质量，能够维持氮平衡，同时又不增加透析负荷。尽量避免使用肾毒性药物或行造影检查，有残余肾功能的PD患者更应注意避免以上操作。重视高血脂对RRF的不利影响，低脂饮食，适当应用降脂药物。对于腹膜透析患者，应用中性、更接近生理pH、低葡萄糖降解产物的腹透液，因其具有更好的生物相容性，能显著增加患者的尿量，所以更有利于对RRF的保护。

综上所述，对于ESRD接受腹膜透析的患者来说，RRF决定患者的生活质量和生存率，因此，应进一步提高对RRF的认识，关注RRF的各种影响因素，采取针对性的预防措施。

（四）容量负荷过重的识别和处理

1. 容量平衡：正常肾能自动保持容量平衡，也就是摄入多少、排出多少。而进入透析阶段后，肾不能保持身体正常容量平衡的状态，因而需要调整透析方案，清除毒素和多余的液体；调整饮食和生活习惯，适应透析生活。

2. 容量负荷过重的识别：晨起观察眼睑和面部有水肿；下午用拇指按压足部、踝部和小腿胫骨处皮肤，如有凹陷，提示容量负荷过重；净体重增长≥0.5 kg/d，连续2~3日，或1周内体重增加1 kg，提示容量负荷过重；同时伴有原本平稳的血压忽然升高，降压药加量后效果差；严重时还会出现呼吸困难、憋气、夜间平卧后症状加重。

3. 容量状态的自我监测：① 将体重计平稳放置于地面，每日清晨、空腹、排尿、排便、排空腹透液（或刚刚灌入腹透液）后、排除衣服干扰称体重，记录在腹透日记本上，并与之前的体重进行比较，观察体重变化趋势。② 每日定时、定肢体、定体位、固定血压计测量血压，并记录。如血压波动大，应在服药前、服药后2 h分别测血压并记录，并于下次服药前后再次测血压。按时服用降压药。每日3次服药，应间隔8 h；每日2次服药，应间隔12 h。③ 每日晨起观察眼睑、颜面，活动后观察双下肢。

4. 腹透方案的调整：增加高浓度葡萄糖腹透液的应用，调整方案为1.5%腹透液×2袋，2.5%×2袋，以增加超滤量。容量状况改善后，再调整透析方案，以保证既能维持容量平衡，又能减少高浓度葡萄糖透析液对腹膜的影响，同时也要避免容量不足的发生。

5. 限制饮食中液体的摄入：减少粥汤类饮食量和次数，进食时使用粥汤服药，减少饮水量。向患者推荐食物含水量表（表3-2-5），方便患者了解自己的每日摄入量。使用固定水杯饮水，少量分次饮用。

6. 增加运动：有助于控制液体摄入。与患者协商制订锻炼计划：快步走，每日上下午各1次，每次30 min，分2次完成。逐渐延长时间。网上买菜改为每日外出买菜，增加外出时间。

7. 糖尿病患者的特殊性：大部分糖尿病患者在进行腹膜透析时，腹膜会吸收透析液中的葡萄糖，可能导致血糖升高，引发口渴现象，进而摄入液体较多，影响人体总水量，血糖较高则会降低患者的腹膜超滤量，加重水肿，因此应注意监测血糖变化，使之维持在正常水平。

表 3-2-5　常见食物的含水量

含水量	主食类	副食类	其他类
90%	粥、汤、面条、馄饨	豆腐、新鲜蔬菜	水果类、豆浆、牛奶、饮料
80%	米饭、红薯	—	冰激凌、酸奶、冰棍
70%	土豆、藕、山药、芋头	新鲜的肉类、鱼虾类、豆腐干、蛋类	—
30%	馒头、饼、火烧、面包、油饼	各种熟食如酱肉、火腿、炸鸡、肉串、烤鸭	—
10%	—	—	粉丝、腐竹、各种干豆、菌类、木耳、海带、肉松

另外，针对此腹透患者，除了控制容量负荷，还进行了低白蛋白血症、高磷血症的饮食指导。

六、控制容量摄入的效果

控制容量摄入1个月后，患者的居家血压控制在（125～140）/（70～90）mmHg，体重降至61.2 kg，双下肢转为轻度水肿。患者的腹透液方案调整为：1.5% 低钙透析液（钙1.25 mmol/L）×3袋，2.5% 低钙透析液×1袋，CAPD，患者每日超滤量100～200 ml，24 h 尿量800～900 ml。再次进行3日膳食调查（表3-2-6），发现患者膳食水含量明显改善，平均水摄入量由之前的每天约1500 ml下降至每天约800 ml，同时，酱油和盐的摄入量明显减少，膳食钠的3日平均摄入量由近4000 mg下降至约1450 mg。此外，随着饮食结构的调整，膳食3日平均蛋白质摄入量59 g，其中优质蛋白的比例适宜（平均占蛋白质总摄入量的58%）。健康教育前后患者居家血压见图3-2-5，健康教育前后患者血生化指标、患者居家体重、居家超滤量、尿量见表3-2-7及表3-2-8。

表 3-2-6　3日膳食称重记录单

第1天（透析日）		第2天（透析日）		第3天（透析日）	
食物	食物的量（g）	食物	食物的量（g）	食物	食物的量（g）
早餐		早餐		早餐	
鸡蛋	60	馒头	50	鸡蛋	60
牛奶	100 ml	牛奶	120 ml	牛奶	120 ml
面包	50	酱牛肉	50	—	—
加餐		加餐		加餐	
苹果	80	—	—	桃	100
午餐		午餐		午餐	
米饭	50	烙饼	50	米饭	80
自制酱牛肉	80	自制排骨	100	清蒸鲈鱼	100
鸡蛋炒苦瓜	鸡蛋50，苦瓜150	肉片炒青椒	肉片50，青椒120	蒜蓉生菜	100
—	—	—	—	小葱拌豆腐	豆腐30，小葱10
加餐		加餐		加餐	
—	—	酸奶	100	—	—

（续表）

第1天（透析日）		第2天（透析日）		第3天（透析日）	
食物	食物的量（g）	食物	食物的量（g）	食物	食物的量（g）
晚餐		晚餐		晚餐	
猪肉白菜馅饼	（面粉30，猪肉50，白菜20）	米饭	50	羊肉包子	80（面粉30，羊肉50，大葱10）
		烧茄子	100		
		炒鸡蛋	30		
油脂：15 g 盐：2 g 酱油：5 ml		油脂：20 g 盐：1 g 酱油：10 ml		油脂：15 g 盐：2 g 酱油：10 ml	

以下由医师/护士计算后填写：

第1天

能量 1136.95 kcal	蛋白质 60.25 g	优质蛋白 32 g	碳水化合物 94.15 g	脂肪 59.28 g
钙 255.49 mg	磷 636.7 mg	钾 1136.23 mg	钠 1849.94 mg	水 816 ml

第2天

能量 1195.3 kcal	蛋白质 64.77 g	优质蛋白 37 g	碳水化合物 93.64 g	脂肪 64.51 g
钙 346.22 mg	磷 748.4 mg	钾 1311.54 mg	钠 1250.72 mg	水 827 ml

第3天

能量 795.7 kcal	蛋白质 51.44 g	优质蛋白 34 g	碳水化合物 67.09 g	脂肪 36.78 g
钙 460.34 mg	磷 696.5 mg	钾 973.78 mg	钠 1226.32 mg	水 767 ml

注：采用开同食谱计算器计算膳食营养成分。

表 3-2-7　健康教育前后患者血生化指标对比

日期	血红蛋白（g/L）	白蛋白（g/L）	甘油三酯（mmol/L）	低密度脂蛋白胆固醇（mmol/L）	校正钙（mmol/L）	磷（mmol/L）	iPTH（pg/ml）	Kt/V
3-1	128 ↑	35.5 ↓	1.18	3.01	2.30	2.37 ↑↑	202.1	1.72
4-5	112	36.5 ↓	1.12	3.34	2.62 ↑	1.5 ↑	116.2 ↓	2.2

注：iPTH：全段甲状旁腺激素；Kt/V：周尿素清除指数。

表 3-2-8　健康教育前后居家体重、居家超滤量、尿量对比

健康教育日期	控制前体重（kg）	控制后体重（kg）	控制前超滤量（ml）	控制后超滤量（ml）	控制前尿量（ml）	控制后尿量（ml）
第1天	59	58	200	260	1050	900
第2天	63	58.21	350	300	1100	1000
第3天	63.5	58.3	300	260	1200	800
第4天	63.4	58.4	270	250	1250	950
第5天	63.6	58.2	260	280	1180	1050
第6天	64	58.2	190	180	1200	950
第7天	64.5	58	280	200	1160	980

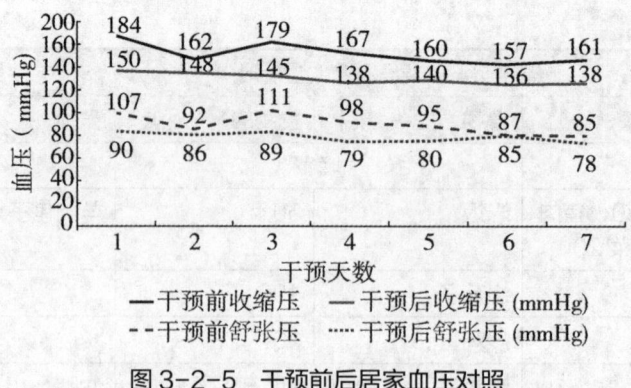

图 3-2-5 干预前后居家血压对照

七、护理体会

通过对这名容量负荷过重的 PD 患者的诊治和护理实践,体会到要做好腹膜透析患者的护理,应根据患者的不同情况给予个体化的、科学的护理,以改善肾衰竭患者的生存和生活质量。

对本案例中容量负荷过重的腹膜透析患者来说,严格控制摄入量是一件不易甚至很困难的事情,需要护士耐心、细致、反复地强调健康指导内容,争取患者的配合,才能改善患者的容量状况。此外,糖尿病肾病的 PD 患者容量控制尤其不易,护士需要密切观察,对患者容量状态的控制给予持续的关注和健康教育。对于有残余肾功能、容量负荷过重的患者,需要指导患者残余肾功能的重要性及保护策略,从而更好地减轻容量负荷,减少并发症,提高患者的生活质量。

【参考文献】

[1] Termorshuizen F, Korevaar J C, Dekker F W, et al. The relative importance of residual renal function compared with peritoneal clearance for patient survival and quality of life: an analysis of the Netherlands cooperative study on the adequacy of dialysis (NECOSAD) -2. Am J Kidney Dis, 2003, 41 (6): 1294.

[2] Bargman J M, Thorpe K E, Churchill D N. Relative contribution of residual renal function and peritoneal clearance to adequacy of dialysis: a reanalysis of the CANUSA study. J Am Soc Nephro, 2001, 12 (10): 2158-2162.

[3] Bammens B, Evenepoel P, Verbeke K, et al. Time profiles of peritoneal and renal clearances of different uremic solutes in incident peritoneal dialysis patients. Am J Kidney Dis, 2005, 46 (3): 512-519.

[4] Hartmann J, Fricke H, Schiffl H. Biocompatible membranes preserve residual renal function in patients undergoing regular hemodialysis. Am J Kidney Dis, 1997, 30 (3): 366-373.

[5] Konings C J, Kooman J P, Schonck M, et al. Fluid status in CAPD patients is related to peritoneal transport and residual renal function: evidence from a longitudinal study. Nephrol Dial Transplant, 2003, 18 (4): 797-803.

[6] Koc M, Toprak A, Tezcan H, et al. Uncontrolled hypertension due to volume overload contributes to higher left ventricular mass index in CAPD patients. Nephrol Dial Transplant, 2002, 17 (9): 1661-1666.

[7] Stenvinkel P, Heimburger O, Lindholm B, et al. Are there two types of malnutrition in chronic renal failure? Evidence for relationships between malnutrition, inflammation and atherosclerosis (MIA syndrome). Nephrol Dial Transplant, 2000, 15 (7): 953-960.

[8] Wang A Y, Woo J, Wang M, et al. Important differentiation of factors that predict outcome in peritoneal dialysis patients with different degrees of residual renal function. Nephrol Dial Transplant, 2005, 20 (2): 396-403.

[9] Suda T, HiroshigeK, Ohta T, et al. The contribution of residual renal function to overall nutritional

status in chronic hemodialysis patients. Nephrol Dial Transplant, 2000, 15 (3): 396-401.
[10] Chung S H, Heimburger O, Stenvinkel P, et al. Association between residual renal function, inflammation and patient survival in new peritoneal dialysis patients. Nephrol Dial Transplant, 2003, 18 (3): 590-597.
[11] McCarthy J T, Jenson B M, Squillace D P, et al. Improved preservation of residual renal function in chronic hemodialysis patients using polysulfone dialyzers. Am J Kidney Dis, 1997, 29 (4): 576-583.
[12] Wang A Y, Woo J, Sea M M, et al. Hyperphosphatemia in Chinese peritoneal dialysis patients with and without residual kidney function: what are the implications? Am J Kidney Dis, 2004, 43 (4): 712-720.
[13] Okada S, InoueT, Nakamoto H, et al. Residual renal function plays an important role in regulating parathyroid hormone in patients on continuous ambulatory peritoneal dialysis. Adv Perit Dial, 2007, 23: 150-154.
[14] Kim S, Oh J, Kim S, et al. Benefits of biocompatible PD fluid for preservation of residual renal function in incident CAPD patients: a 1-year study. Nephrol Dial Transplant, 2009, 24 (9): 2899.
[15] 陈伟栋, 陈国超. 腹膜透析残余肾功能的研究进展. 国际移植与血液净化杂志, 2006, 4 (4): 14.
[16] 郭佳钰, 侯惠如, 张瑞芹, 等. 维持性血液透析患者容量负荷评估与管理的最佳证据总结. 中华护理杂志, 2021, 56 (10): 1490-1497.
[17] 常雅楠, 赵彩萍, 马小琴, 等. 基于健康意识理论的教育模式对腹膜透析患者容量管理行为及饮食依从性的影响. 中国血液净化, 2022, 21 (5): 377-380.
[18] 孙长颢. 营养与食品卫生学. 8版. 北京: 人民卫生出版社, 2023.

（何玉婷）

第三节 一例腹膜透析患者低血压的膳食分析及健康指导

【摘要】本个案通过管理一位低血压腹膜透析患者的透析方案、用药、饮食、生活习惯，结合相关实验室及体格检查，分析其存在的问题，提出改善方案。该患者透析龄9个月，透析充分性达标，主要问题为有效血容量不足，营养不良，饮食能量、蛋白质摄入不足、丢失过多。近期患者出现发热，导致分解代谢增加，低血压加剧。分析后发现该患者对营养不良和饮食摄入不足的危害、饮食及容量管理知识缺乏，依从性差。护士通过遵医嘱调整透析方案、指导降压药的使用、设计适合当前状况的食谱，对营养不良、容量不足的危害等进行再培训，改善了患者容量不足、营养不良等症状，达到预期效果。

【关键词】低血压；容量不足；营养不良；腹膜透析

一、病例简介

（一）现病史

患者女性，29岁，8年前（2014年）出现血尿、蛋白尿，肌酐145 μmol/L，肾活检病理诊断为"轻度系膜增生性IgA肾病"，后未规律就诊治疗。2022年8月肌酐升至1020 μmol/L，入院行腹膜透析置管术，术后规律腹膜透析，透析充分性好，无其他合并症。既往高血压病史10年，最高180/100 mmHg，长期服用非洛地平缓释片、沙库巴曲缬沙坦钠片、酒石酸美托洛尔片、盐酸阿罗洛尔等药物控制血压,平素血压波动在(122～134)/(84～92)mmHg。高尿酸血症3年,口服非布司他控制。否认药物、食物过敏史。当前治疗包括腹膜透析、降压、降脂、纠正贫血、磷结合剂降血磷治疗。

(二)近1个月主诉及病情变化

1. 主诉:体重下降1月余,发热伴血压下降3天,2023年5月24日就诊于腹透门诊。
2. 近1个月体重、血压(图3-3-1,图3-3-2)

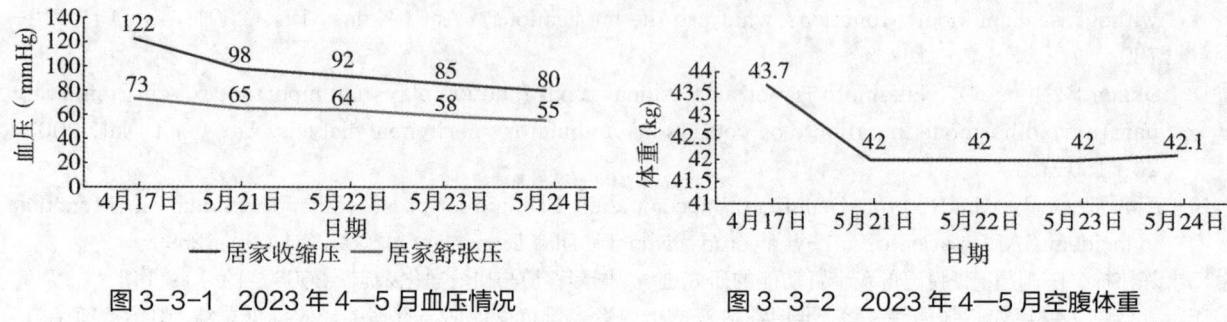

图3-3-1　2023年4—5月血压情况　　　　　图3-3-2　2023年4—5月空腹体重

3. 近1个月尿量、超滤量(图3-3-3,图3-3-4)

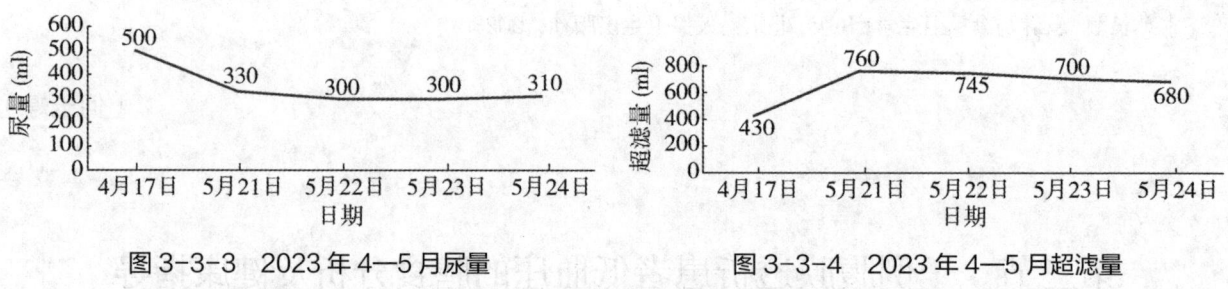

图3-3-3　2023年4—5月尿量　　　　　　图3-3-4　2023年4—5月超滤量

4. 睡眠状态:患者睡眠好,晨起精神,有午睡习惯,时长约1h。
5. 二便情况:尿量减少(300～330 ml/d),大便规律,1次/天,黄软便。

(三)体格检查

膳食调查当日发热,体温波动在36.9～37.8℃,血压80/55 mmHg,脉搏90次/分,呼吸20次/分,身高160 cm,体重42.1 kg。神清语利,颜面部及双下肢无水肿。腹透导管出口处干燥,无红肿、外渗。

(四)近3个月实验室检查(表3-3-1)

表3-3-1　2023年2—5月血生化指标

日期	血红蛋白(g/L)	白蛋白(g/L)	甘油三酯(mmol/L)	胆固醇(mmol/L)	高密度脂蛋白胆固醇(mmol/L)	低密度脂蛋白胆固醇(mmol/L)	校正钙(mmol/L)	磷(mmol/L)
2月13日	117	41.5	—	—			2.31	1.75↑
3月13日	120	43.9	—	—			2.36	1.59↑
4月17日	130	44.9	—	—			2.47	1.41
5月29日	122	41.2					2.30	1.51↑

(续表)

日期	钾（mmol/L）	尿酸（μmol/L）	T-CO$_2$（mmol/L）	CRP（mg/L）	iPTH（pg/ml）	Kt/V	铁蛋白（ng/ml）	转铁蛋白饱和度（%）
2月13日	4.28	262	24.2	—	—	—	—	—
3月13日	3.94	348	23.9	—	—	1.22	—	—
4月17日	4.73	363	27.3	—	—	—	—	—
5月29日	4.87	536 ↑	20.8 ↓	6.95	1152 ↑↑	1.72	181 ↓	52

注：T-CO$_2$：总二氧化碳；CRP：C反应蛋白；iPTH：全段甲状旁腺激素；Kt/V：周尿素清除指数。

（五）诊断

慢性肾病5期
  IgA肾病
  维持性腹膜透析
  高尿酸血症
  肾性贫血
高血压3级（极高危）
短暂性脑缺血发作
上呼吸道感染

（六）透析治疗方案（表3-3-2）

表3-3-2 患者透析方案调整情况

日期	透析方式	透析方案
2023.3.13	DAPD/CAPD（w2d）	1.5% 1900 ml×3次
2023.4.17	DAPD/CAPD（Qod）	1.5% 1900 ml×3次/2.5% 1900 ml×1次（存腹）
2023.5.22	DAPD/CAPD（Qod）	1.5% 1900 ml×4次
2023.5.29	CAPD	1.5% 1900 ml×4次

注：CAPD：持续不卧床腹膜透析（continue ambulatory peritoneal dialysis）；DAPD：白天不卧床腹膜透析（day ambulatory peritoneal dialysis）。

口服药物见表3-3-3。

表3-3-3 患者口服药物

药物作用	名称	剂量	频次	停用时间
降压	非洛地平缓释片 酒石酸美托洛尔片 盐酸阿罗洛尔片 沙库巴曲缬沙坦钠片	5 mg 23.75 mg 10 mg 100 mg	1次/日 1次/日 1次/日 2次/日	2023.4.17停用 2023.2.13停用 2023.4.17停用
调节血脂	阿托伐他汀	20 mg	1次/日，睡前	
纠正贫血	叶酸 罗沙司他胶囊 多糖铁复合物胶囊	10 mg 50 mg 0.15 g	1次/日 2次/周 1次/日	
磷结合剂	盐酸司维拉姆	1.6 g	3次/日	
纠正尿酸	非布司他片	40 mg	必要时	

二、营养评估

(一)人体测量

身高 160 cm,体重 42.1 kg,体质指数(BMI)16.4 kg/m² (消瘦),上臂围 19.5 cm(中度减少),肱三头肌皮褶厚度 11 mm(皮下脂肪中度减少),上臂肌围 16.05 cm(肌肉量中度减少),握力 18.6 kg。

(二)营养评分

主观综合营养评分(SGA):轻中度营养不良(B)(图3-3-5)。

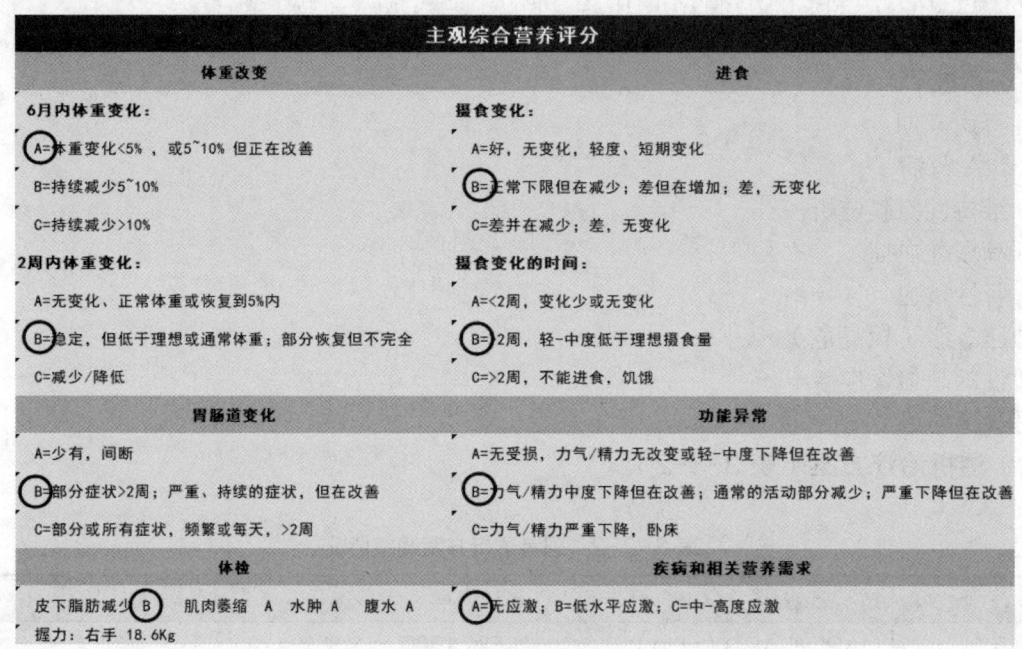

图 3-3-5 患者主观综合营养评分(截图)

(三)膳食调查

3日膳食称重记录见表3-3-4。

表 3-3-4 干预前患者 3 日膳食称重记录单

第1天(透析日 发热日)		第2天(透析日 非发热日)		第3天(透析日 非发热日)	
食物	食物的量(g)	食物	食物的量(g)	食物	食物的量(g)
早餐		早餐		早餐	
烧饼(熟)	100	鸡蛋(煮)	60	面包	20
土豆	100	生菜	100	素包子(面粉+油菜)	30 + 50
胡萝卜	100	挂面	100	猕猴桃	100
鸡蛋(白皮)	30	水	150	粳米粥	200
小米粥	200				
午餐		午餐		午餐	
花卷	130	饺子(面粉+白萝卜+猪肉)	50 + 50 + 20	米饭	130

(续表)

第1天（透析日 发热日）		第2天（透析日 非发热日）		第3天（透析日 非发热日）	
食物	食物的量（g）	食物	食物的量（g）	食物	食物的量（g）
午餐		午餐		午餐	
生菜	100	芦柑	250	豆角+土豆	100 + 100
黄瓜	100			海虾+猪肉	50 + 25
草莓	300				
晚餐		晚餐		晚餐	
牛奶	200	白菜	250	草莓	210
		面条（挂面+水）	50 + 150	花生米	10
油脂：20 g　盐：3 g　酱油：5 ml		油脂：20 g　盐：3 g　酱油：5 ml		油脂：20 g　盐：3 g　酱油：5 ml	

以下由医师/护士计算后填写：				
第1天				
能量 1190.8 kcal	蛋白质 37.8 g	优质蛋白 9.81 g	碳水化合物 190.18 g	脂肪 35.61 g
钙 452.51 mg	磷 706.55 mg	钾 1804.32 mg	钠 1683.8 mg	水 1111.81 ml
第2天				
能量 1192.4 kcal	蛋白质 37.23 g	优质蛋白 10.26 g	碳水化合物 186.43 g	脂肪 35.26 g
钙 352.41 mg	磷 545.15 mg	钾 772.12 mg	钠 1659.44 mg	水 938.9 ml
第3天				
能量 976.2 kcal	蛋白质 34.32 g	优质蛋白 12.88 g	碳水化合物 147.22 g	脂肪 31.96 g
钙 304.11 mg	磷 560.8 mg	钾 1503.97 mg	钠 1525.3 mg	水 829.64 ml

注：采用开同食谱计算器计算膳食营养成分。

三、心理评估

焦虑自评量表（SAS）：34分（正常），抑郁自评量表（SDS）：24分（正常）。

四、健康教育问题

1. 心理问题：性格内向，属于被动、紧张、依赖型人格；由于近期发热、担心预后及对腹膜透析的影响，存在焦虑情绪。

2. 知识缺乏：患者了解腹膜透析相关知识，但对自身营养状况及腹透患者饮食摄入标准和容量管理知识缺乏。

3. 体液不足：患者近期发热，机体处于分解代谢加快状态，汗液丢失过多及腹透超滤量增加均会导致患者血压降低。

4. 营养评估分析

（1）人体测量：体型瘦小，BMI为 16.4 kg/m²（消瘦），皮下脂肪含量及肌肉量均为中度减少。

（2）问卷调查：轻中度营养不良（B）。

（3）膳食调查：通过3日膳食调查发现患者饮食结构不合理，动物性食物摄入不足，饮食摄入量少，能量、蛋白质摄入量不足，其中优质蛋白摄入占比不足50%，有加重营养不良的风险。发热期间，能量消耗大，同时增加了机体水分丢失，应注意适当补充液体入量。

（4）实验室检查：高尿酸血症、高磷血症、代谢性酸中毒等。

五、健康指导

（一）能量和营养素推荐入量

1. 标准体重：[160（cm）－100]×0.9（kg）－2.5（kg）＝51.5（kg）。

2. 能量摄入：患者为青年女性，办公室职员，根据患者活动量、饮食史、合并疾病及应激状态，能量需维持在146 kJ[35 kcal/（kg·d）]。患者全天能量需摄入1802.5 kcal。

3. 有残余肾功能的PD患者蛋白质摄入量为0.8~1.0 g/（kg·d），当合并高分解代谢急性疾病时，蛋白质摄入推荐量增加到1.2~1.3 g/（kg·d），其中至少50%来自优质蛋白。再根据患者的体重、年龄、饮食史、合并疾病及应激状况进行调整，推荐患者每日摄入蛋白质61.8~66.95 g。

4. 供能比：脂肪供能比为25%~35%，故该患者脂肪摄入量应为50.1~70.1 g/d。腹膜透析患者会从透析液中吸收部分葡萄糖，在合理摄入总能量的基础上适当提高碳水化合物的摄入量，碳水化合物供能比应为55%~65%，合247.8~292.9 g/d，尽量减少精制糖的摄入。

5. 每日以食物蛋白质为基础的交换份份数，谷薯类（即主食等）5~6份（含蛋白质20~24 g），瓜类蔬菜250 g（0~1 g蛋白质），叶类蔬菜250 g（4 g蛋白质），水果类1份（0~1 g蛋白质），肉、蛋、奶、大豆类3~4份（21~28 g蛋白质），油脂类3份（0 g蛋白质）。

6. 根据平衡膳食的原则制定食谱：指导患者要每日保证充足能量的摄入，增加碳水化合物及优质蛋白的摄入，适当增加油脂类及含钠类食物的摄入。在监测血压、体重及出入量的前提下适当增加膳食水分的摄入。根据患者的喜好及实际情况选择多样化、营养合理的食物。

（二）指导患者认识容量不足的危害，积极制定解决方案

腹膜透析患者发生低血压的主要原因有摄入不足或排出过多（体液丢失、超滤量过多）导致的有效血容量不足、心功能不全和降压药使用不当等。研究表明，低血压可引起缺血性心脏病、脑梗死、残余肾功能迅速恶化等，使腹膜透析患者的死亡风险增高。本例患者发生低血压的主要原因为摄入不足及体液丢失导致的有效血容量不足。因此，针对此原因制定相应的护理对策。

1. 定期监测血压：指导患者正确测量血压，如避免运动、洗澡或进食后即刻测量血压；指导患者遵医嘱规律使用降压药物，不自行增减药物或停药；掌握正常血压与异常血压的范围，根据血压波动情况及时就医，在医生指导下调整降压药方案。

2. 维持合理的血容量：患者发热后，在退热过程当中可能会导致大量出汗，特别是反复发热会导致体液流失过多，如果没有及时补充水分，可能会引起血容量不足，因此也会出现血压偏低的症状，还会伴随呕吐、腹泻等症状。嘱患者遵医嘱调整透析方案，减少超滤量，在患者容量状况改善后注意及时遵医嘱再次调整透析方案。还可以在医生的指导下使用口服补液盐溶液等药物补充体液，缓解脱水症状。同时也可以在监测容量负荷的前提下多补充水分，以防引起脱水。

3. 积极进行饮食营养干预（图3-3-6）：饮食上提倡充足能量、充足蛋白质饮食。评估膳食营养素摄入量，分析摄入不足的原因，为患者制定食谱，并应用食物模

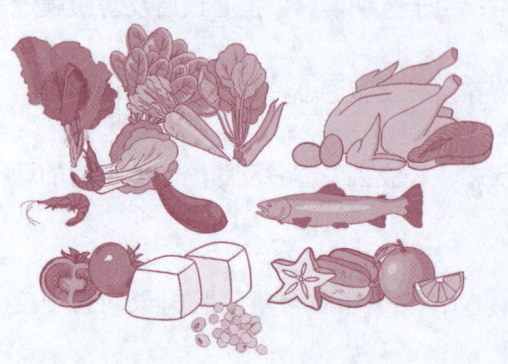

图3-3-6 推荐的饮食

具教会患者如何执行食谱，增加患者饮食依从性。发热时食欲下降，鼓励患者增加饮食摄入，比如鸡蛋羹等优质蛋白，既补充蛋白质，且富含水分、易于消化吸收，可利用少许虾皮提鲜，也能补充一定的钠含量；此外，谷薯类食物富含碳水化合物，除蒸、煮等烹饪方法之外，可增加汤汁以促进食欲，并保持水、电解质及酸碱平衡。患者血磷、尿酸偏高，应注意选择磷/蛋白质比值低的食物，戒除零食、红酒、饮料等含磷高的食物。同时控制高嘌呤饮食，避免食用动物肝、螃蟹、沙丁鱼、浓汤等食物。

六、加强营养、补足能量、增加水盐摄入的效果

通过调整腹膜透析方案，减停降压药，加强饮食营养教育，补足能量，在监测体重、血压及出入量变化的同时适当增加水、盐摄入后，对患者再次进行了3日膳食调查记录（表3-3-5）。并再次应用中国肾病食品交换份计算患者3日平均膳食营养素摄入情况：能量1895.9 kcal、蛋白质61.7 g、优质蛋白50%（29.8 g）、水1841.2 ml、膳食钠2297.6 mg，患者膳食营养素摄入量较干预前均有所改善，其余符合指南推荐标准。患者血压较干预前有所升高（图3-3-7）。

表 3-3-5　干预后患者 3 日膳食称重记录单

第1天（透析日　工作日）		第2天（透析日　工作日）		第3天（透析日　周末）	
食物	食物的量（g）	食物	食物的量（g）	食物	食物的量（g）
早餐		早餐		早餐	
牛奶	240	牛奶	240	牛奶	240
鸡蛋	60	鸡蛋	60	鸡蛋	60
烧饼（小麦粉）	50	米粥（生米+水）	50 + 250	米粥（生米+水）	50 + 250
午餐		午餐		午餐	
馒头（小麦粉）	50	米饭	260	米饭	260
鸡腿	50	鸡腿	50	冬瓜+海虾	300 + 50
油菜	250	白菜	100	红烧肉	50
粉丝+汤	50 + 300	粉丝汤（粉丝+水）	50 + 300	苹果	200
晚餐		晚餐		晚餐	
大米粥（生米+水）	50 + 300	馒头	200	大米粥（生米+水）	50 + 150
花卷（小麦粉）	100	白菜粉丝汤	250 + 20 + 250	馒头（小麦粉）	50
黄瓜丝	200	苹果	200	醋溜白菜	250
草莓	200			黄瓜+粉丝	250 + 50
油脂：30 g　盐：3 g　酱油：5 ml		油脂：30 g　盐：5 g　酱油：5 ml		油脂：30 g　盐：5 g　酱油：5 ml	

以下由医师/护士计算后填写：

第1天

能量 1840.9 kcal	蛋白质 66.59 g	优质蛋白 30.82 g	碳水化合物 266.66 g	脂肪 61.53 g
钙 739.01 mg	磷 1115.95 mg	钾 2070.02 mg	钠 2394.56 mg	水 1579.47 ml

（续表）

第 2 天				
能量 1925.6 kcal	蛋白质 60.35 g	优质蛋白 28.82 g	碳水化合物 296.38 g	脂肪 60.11 g
钙 756.71 mg	磷 1099.65 mg	钾 1738.42 mg	钠 2005.82 mg	水 2067.73 ml
第 3 天				
能量 1921.1 kcal	蛋白质 58.2 g	优质蛋白 29.82 g	碳水化合物 285.08 g	脂肪 65.86 g
钙 640.71 mg	磷 1051.15 mg	钾 1857.92 mg	钠 2492.44 mg	水 1876.48 ml

注：采用开同食谱计算器计算膳食营养成分。

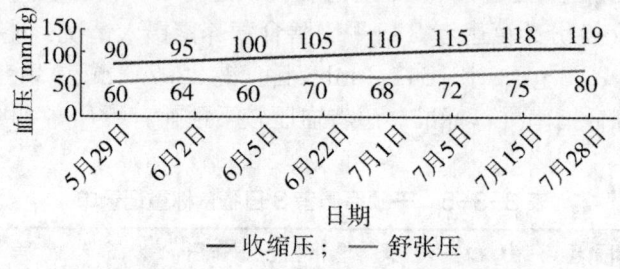

图 3-3-7　饮食干预后患者血压情况

七、护理体会

本案例中，患者存在的主要问题为血容量不足、营养不良。患者饮食摄入不足、体液丢失过多是导致其容量不足、发生低血压的主要原因。对患者进行日常饮食调查后发现，患者平素进食少、胃口差，消化、吸收不良，已经存在营养不良的风险。近期患者高热，分解代谢增加、腹透超滤量增加等导致体液丢失过多是其发生血容量不足的主要原因。主管护士把握这个关键点，通过遵医嘱更改腹膜透析方案、指导降压药应用、指导患者改善饮食结构，加强营养，增加饮食热量、蛋白质及水盐摄入等方面，收到了良好的效果。

【参考文献】

[1] 石汉平，李薇，齐玉梅，等.营养筛查与评估.北京：人民卫生出版社，2014.
[2] 杨月欣，王光亚，潘兴昌.中国食物成分表.北京：北京大学医学出版社，2022.
[3] 中国慢性肾脏病营养治疗临床实践指南（2021 版）.中华医学杂志，2021，101（8）：539-559.
[4] 《肾脏病营养临床实践指南 2020 更新版》解读.中国全科医学，2021，24（11）：1325-1332.
[5] 杨燕.营养指导与饮食控制对慢性肾脏病患者自我管理和营养状况的影响分析.世界最新医学信息文摘，2021，21（4）：87-88.
[6] 刘曦，刘杨晨，吴一帆，等.运用肾病食物交换份法提高慢性肾脏病患者低蛋白饮食的依从性.临床肾脏病杂志，2014（8）：510-512.
[7] 恽莉莉.基于食物交换份法的饮食指导对慢性肾衰竭患者营养状况的影响.临床医药文献电子杂志，2020，7（91）：76，78.
[8] 常雅楠，赵彩萍，马小琴，等.基于健康意识理论的教育模式对腹膜透析患者容量管理行为及饮食依从性的影响.中国血液净化，2022，21（5）：377-380.
[9] 曹培叶，赵慧萍，武蓓，等.成人腹膜透析患者管理的最佳证据总结.中国血液净化，2023，22（7）：551-556.

（陈欣欣　苏春燕）

小　结

透析作为终末期肾病（ESRD）最成功的肾替代治疗方式，清除体内多余的水分、达到容量平衡是其主要目的之一。血液透析和腹膜透析虽然是不同的透析方式，原理、操作及特点不同，但是维持容量平衡是两种透析方式的共同目的。

容量超负荷是透析患者最常见的并发症之一，受到医护人员的广泛关注。多项研究表明，容量超负荷对透析患者临床转归有着不利的影响，可预测透析患者不良的临床预后。医护团队给予透析患者严格的容量管理有助于改善其容量状态，减少与容量超负荷相关的住院。

（赵慧萍）

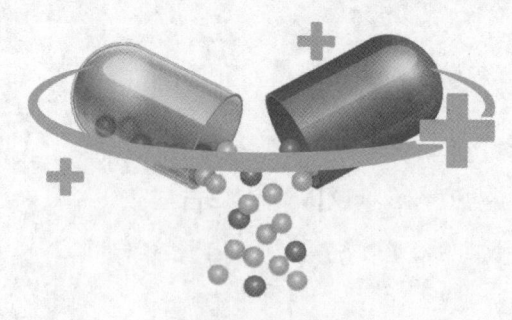

第四章

透析患者血钾异常的膳食案例分析及健康指导

第一节 一例血液透析患者高钾血症的膳食分析及健康指导 1

【摘要】本个案通过调查一位原发病为肾小管间质肾病的维持性血液透析患者的饮食及生活习惯，结合实验室检查指标，分析其存在的问题，提出改善方案。该患者透析龄5个月，透析充分性不达标。患者的主要问题为反复高钾血症，同时伴有血磷及容量控制不佳。目前心电图及超声心动均未见异常，但存在较高的高钾相关心律失常风险。通过分析患者的饮食记录和生活习惯，发现该患者对终末期肾病的饮食知识缺乏、服药的依从性较差。护士就高钾血症的危害、如何减少饮食钾的摄入、药物降钾等相关知识进行指导，最终患者高钾血症明显改善。

【关键词】高钾血症；血液透析；心肌毒性；透析充分性

一、病例简介

（一）现病史

患者男性，43岁，10年前（2013年）出现尿中泡沫增多，实验室检查提示尿蛋白2+，伴血肌酐轻度升高，未予重视及规律治疗。8年前尿蛋白3+、血肌酐140 μmol/L，肾穿刺活检诊断为重度缺血性肾损伤伴亚急性肾小管间质肾病，此后仍未规律治疗，血肌酐逐渐升高，1年前（2022年）加重收入院行血液透析治疗。

患者既往有高血压病史11年，长期口服酒石酸美托洛尔片、苯磺酸氨氯地平片控制血压在（130~140）/（70~80）mmHg。否认药物过敏史；首次透析至今未出现透析器及管路过敏反应。生活规律，无不良健康生活习惯。

患者的血管通路史：2022年11月8日行右颈内静脉带隧道带涤纶套中心静脉导管（central venous catheter, CVC）置入术，手术顺利，伤口无分泌物及渗血，缝合完好，纱布覆盖，定期换药。于手术当日启用CVC进行透析治疗，至今无导管相关并发症，治疗后均使用0.9%生理盐水及肝素进行封管，导管通畅，流量好，正常使用。

(二)近1个月主诉及病情变化

1. 主诉:间断透析前双下肢乏力。
2. 近1个月(2023年2—3月)超滤量(图4-1-1)

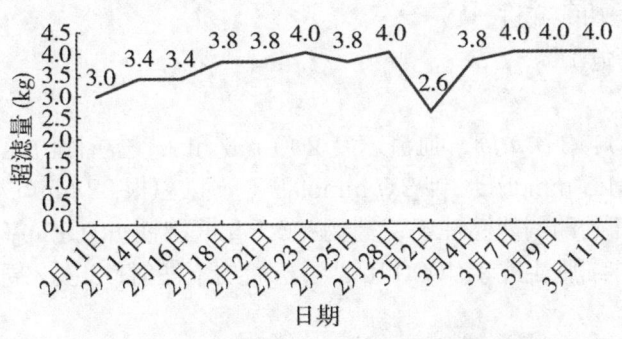

图4-1-1 患者2023年2—3月超滤量

3. 睡眠状态:睡眠尚可,晨起精神良好;无午睡习惯;夜间睡眠规律,存在睡眠间断,通常22:30入睡,夜间醒1~2次,可继续入睡,平均夜间睡眠时长7 h。
4. 二便情况:小便每2天1次,每次约100 ml。大便规律,1~2次/天,颜色、形态正常,无便秘、腹泻等不适。

(三)体格检查

体温36.6℃,血压162/85 mmHg,脉搏84次/分,呼吸18次/分,身高173 cm,体重72 kg。神清语利,心肺查体未见明显异常。无腹水,颜面部及双下肢无水肿。

血管通路评估:导管外观无缝线,固定良好;导管外延部分清洁、干燥;无涤纶套脱出迹象;管体、接头处无破裂;接头处无血渍、结痂。按压隧道无压痛、无红肿、无分泌物;涤纶套位于距出口2 cm;使用至今无导管感染及导管功能不良等并发症。

(四)近3个月实验室检查(表4-1-1)

表4-1-1 患者2023年1—3月血生化指标

日期	血红蛋白(g/L)	白蛋白(g/L)	甘油三酯(mmol/L)	低密度脂蛋白胆固醇(mmol/L)	校正钙(mmol/L)	磷(mmol/L)	钾(mmol/L)	尿酸(μmol/L)
1月4日	108↓	—	1.78	3.61	2.45↑	3.37↑↑	6.97↑↑	421↑
2月3日	106↓	45.10	—	—	2.41↑	2.79↑↑	6.05↑	272
3月8日	110	48.50	—	—	2.39↑	1.98↑↑	5.70↑	—

日期	T-CO$_2$(mmol/L)	CRP(mg/L)	iPTH(pg/ml)	Kt/V	URR(%)	铁蛋白(ng/ml)	转铁蛋白饱和度(%)
1月4日	19.50↓	—	—	—	60.20↓	260	35.00
2月3日	20↓	—	—	—	—	—	—
3月8日	22	1.30	260	1.12↓	60.50↓	—	—

(五)诊断

慢性肾病5期
　慢性肾小管间质肾病
　维持性血液透析
　高钾血症

代谢性酸中毒
肾性贫血
高磷血症
继发性甲状旁腺功能亢进
高血压（3级，极高危）

（六）治疗方案

规律血液透析（HD）：3次/周，血流速度200 ml/min，透析液流速500 ml/min；透析液处方：钠138 mmol/L、钙1.5 mmol/L、钾2.0 mmol/L、碳酸氢根32 mmol/L；抗凝方案：低分子量肝素钙4000 IU，透析开始即刻静脉注射；药物：0.1 g蔗糖铁＋0.9%氯化钠100 ml，透析时静脉输液，1次/2周，促红细胞生成素4000 IU，透析后皮下注射，3次/周；口服药物见表4-1-2。

表 4-1-2 患者口服药物列表

药物作用	名称	剂量	用法
纠正酸中毒	碳酸氢钠	0.5 g	3次/日
控制血钾	环硅酸锆钠	5 g	1袋/非透析日
控制血磷	司维拉姆	1.6 g	3次/日
控制血压	硝苯地平缓释片 美托洛尔	10 mg 25 mg	2次/日 2次/日

二、营养评估

（一）人体测量

身高173 cm，体重72 kg，BMI 24.06 kg/m²（超重），上臂围30 cm（正常），肱三头肌皮褶厚度17 mm（正常），上臂肌围24.66 cm（正常），握力21.7 kg（同年龄段男性参考值：37～48 kg）。

（二）营养评分

主观综合营养评分（SGA）：营养好（A）（图4-1-2）。

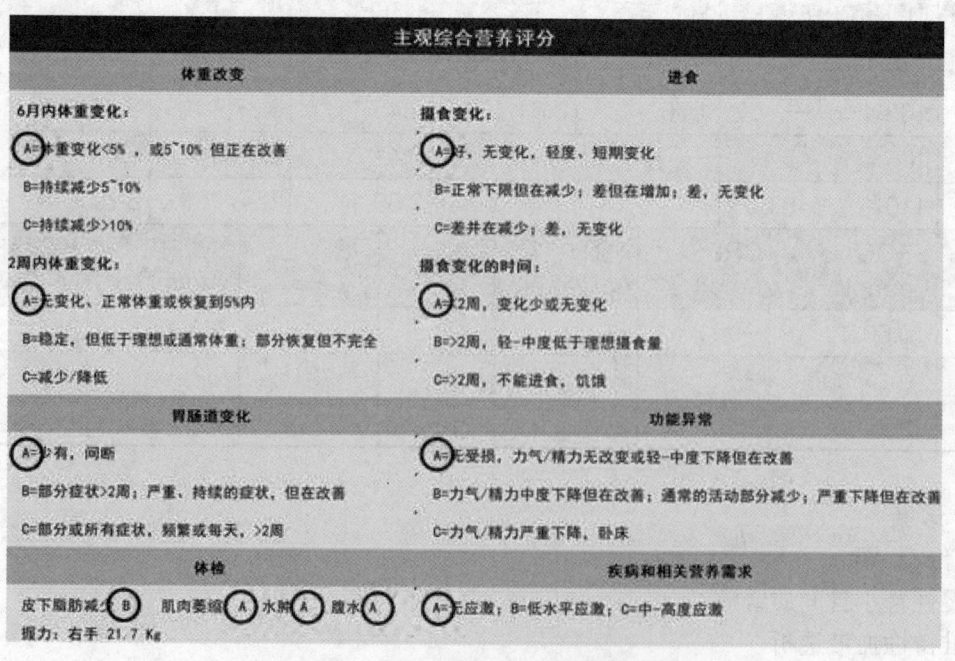

图 4-1-2 患者主观综合营养评分（截图）

(三)膳食调查

根据当日实验室检查,要求患者进行3日饮食记录,回顾调查3日的饮食情况,一般需要连续记录。依据中国肾病食品交换份,用食物模型计算患者膳食营养素摄入情况(表4-1-3)。

表4-1-3 3日膳食日记记录单

第1日(透析日)		第2日(非透析日)		第3日(周末)	
食物类别	食物的份量(g)	食物类别	食物的份量(g)	食物类别	食物的份量(g)
早餐		早餐		早餐	
全麦面包	50	全麦面包	50	全麦面包	50
牛奶	220 ml	牛奶	220 ml	牛奶	220 ml
午餐		午餐		午餐	
米饭	100	花卷	80	米饭	100
茄子	200	黄瓜	200	土豆	100
圆白菜	300	芹菜	150	芹菜	200
鸡肉	30	鸡肉	60	牛肉	50
苹果	200	苹果	200	粉丝	100
				苹果	200
晚餐		晚餐		晚餐	
面条	150	燕麦	150	南瓜籽	50
黄瓜	50	南瓜籽	50	面条	150
南瓜籽	50	水	1000 ml	黄瓜	100
咖啡	30 ml	苹果	200	咖啡	30 ml
水	1000 ml			水	1000 ml
油脂:30 g 盐:3 g 酱油:10 ml		油脂:30 g 盐:3 g 酱油:10 ml		油脂:30 g 盐:3 g 酱油:10 ml	

以下由医师/护士计算后填写:

第1天

0~1g	油脂类(30 g, 270 kcal)	瓜果蔬菜(450 g, 112.5 kcal)	淀粉类(0 g, 0 kcal)
4 g	坚果类(50 g, 225 kcal)	谷薯类(300 g, 1080 kcal)	绿叶蔬菜(300 g, 60 kcal)
7 g	肉蛋类(30 g, 54 kcal)	豆类(0 g, 0 kcal)	低脂奶类(220 g, 82.4 kcal)

第2天

0~1g	油脂类(30 g, 270 kcal)	瓜果蔬菜(600 g, 150 kcal)	淀粉类(0 g, 0 kcal)
4 g	坚果类(50 g, 225 kcal)	谷薯类(280 g, 1008 kcal)	绿叶蔬菜(150 g, 30 kcal)
7 g	肉蛋类(60 g, 108 kcal)	豆类(0 g, 0 kcal)	低脂奶类(220 g, 82.4 kcal)

第3天

0~1g	油脂类(30 g, 270 kcal)	瓜果蔬菜(300 g, 75 kcal)	淀粉类(100 g, 360 kcal)
4 g	坚果类(50 g, 225 kcal)	谷薯类(300 g, 1080 kcal)	绿叶蔬菜(200 g, 40 kcal)
7 g	肉蛋类(50 g, 90 kcal)	豆类(0 g, 0 kcal)	低脂奶类(220 g, 82.4 kcal)

注:参照"肾脏病食物交换份"。

三、健康教育问题

1. 知识缺乏：知道自己的疾病及部分诊断，但对自我健康管理知识缺乏，如不了解高钾血症的危害、降钾药物的作用、含钾高的食物。

2. 营养评估分析

（1）测量：BMI为24.06 kg/m²（超重），透析间期体重增长＜干体重的5%。

（2）问卷调查：营养状况良好。

（3）膳食调查：调查3日饮食记录，核对食谱后发现患者近期蔬菜摄入量总体较为合理，如3日平均摄入叶类蔬菜216 g、茄瓜类蔬菜183 g。土豆含钾丰富（每100 g土豆生重含钾342 mg），高钾血症患者应注意限制食用量，或以焯水、浸泡等方法去除钾离子。此外，发现近期患者有食用南瓜籽（50 g/d）及饮用速溶咖啡的习惯。调查核算3日平均水果摄入量为266 g，略高于推荐摄入量200 g，且果实带皮食入，指导患者水果削皮或水煮法弃汤汁后进食果肉部分，以减少钾的摄入。速溶咖啡中钾的含量高（每100 g咖啡粉含钾3535 mg），高钾血症患者应限制饮用。

（4）实验室检查：高钾血症、高磷血症。

四、健康指导

（一）能量和营养素推荐摄入量

1. 计算标准体重：[173（cm）－100]×0.9（kg）=65.7（kg）。

2. 患者年龄≤60岁，轻微超重，能量摄入推荐30~35 kcal/（kg·d），根据患者的活动量、饮食史、合并疾病及应激状况进行调整，推荐每日能量摄入2000~2300 kcal。

3. 蛋白质摄入推荐量：1.0~1.2 g/（kg·d），合66~79 g/d，其中至少50%来自优质蛋白。

4. 平衡膳食的原则：指导患者在保证热量充足的前提下，选择升糖指数低的食物，例如玉米、藕粉、燕麦饭、乌冬面等。膳食调查发现患者肉、蛋、奶、大豆类摄入不足，尽管结合实验室检查、营养问卷调查患者营养状况良好，但仍应告知透析患者摄入优质蛋白的重要性，避免蛋白质-能量营养不良的风险。当血钾、血磷控制不佳时，减少外出就餐频率。患者近期喜食南瓜籽，种子类食物矿物质含量丰富，也是造成血钾、血磷升高的原因之一，应控制摄入量。

（二）指导患者认识血钾的正常值及高钾血症的危害

人体血清钾正常值3.5~5.5 mmol/L，血清钾浓度≥5.0 mmol/L可诊断为高钾血症，进一步分为轻度升高（5.5~5.9 mmol/L）、中度升高（6.0~6.4 mmol/L）和重度升高（≥6.5 mmol/L）。高钾血症是血液透析患者的常见并发症，轻度的高钾血症可无临床症状。随着血钾升高，部分患者可出现心脏和神经肌肉症状，表现为四肢肌肉无力、心悸，严重时可出现心脏骤停，甚至以猝死或心律失常住院。典型心电图包括T波高尖、QRS波群增宽、P波消失、出现正弦波、心室颤动甚至心脏停搏。透析患者若出现心肌传导速度下降及加速复极，则病死率高（3.1/1000）。

该患者1个月血钾浓度高达6.97 mmol/L，已属于危及生命的重度高钾血症，虽心电图检查未出现典型高钾表现，主诉无心脏和神经肌肉不适，但仍具极高的心脏毒性风险。为预防心脏事件发生，予药物治疗（环硅酸锆钠5 g/d，仅非透析日服用），2月血钾浓度下降至6.05 mmol/L，3月血钾浓度为5.7 mmol/L，转为轻度高钾血症。定期监测心电图指标，关注心电图变化和心肌传导速度，指导患者自我观察可能发生的心脏和神经-肌肉症状，不适时及时就医。

（三）透析充分性

患者透析充分性不足，是血钾控制不佳的原因之一。透析次数减少及透析时间缩短均会导致透析充分性不足，从而导致血钾浓度升高。教育前发现患者Kt/V 1.12，URR为60.50%时，患者血钾增高至 5.70 mmol/L。患者规律透析，保证每次透析时间达标，使用膜面积与患者相符的透析器，Kt/V 达到 1.26，血钾降至 4.90 mmol/L。透析充分性对改善患者营养状态非常重要，充分透析可深度清除代谢抑制因子，从而促进机体代谢，使蛋白质分解代谢降低、蛋白合成代谢增加，从而改善患者的营养状态。众所周知，对于长期进行血液透析的患者，自体动静脉内瘘为首选通路，但此患者拟择期行肾移植，故暂不考虑建立自体动静脉内瘘。为保证血管通路的功能，做好导管功能的维护，避免导管功能不良导致的透析充分性下降。

（四）提高患者药物依从性

患者外出就餐时，经常忘记带药，漏服降钾药物，定时提醒患者外出时随身带药。透析患者合并高钾血症容易加重代谢性酸中毒，需口服碳酸氢钠以纠正酸中毒。

五、控制钾摄入的效果

控制含钾食物摄入后 1 个月，请患者进行了 3 日饮食食谱记录（表 4-1-4），调查发现明确高钾血症的危害以后，患者膳食控钾行为明显改善，限制了南瓜籽（坚果 0 g）及咖啡摄入（0 g），在蔬菜类别上较教育之前变化不大，绿叶蔬菜 3 日平均摄入量 250 g，茄瓜、豆角等 3 日平均摄入量 150 g，另外发现患者近 3 日水果类摄入较前减少近一半，继续指导患者可以正确选择的水果类别和摄入量以及正确的食用方法。复查血生化指标（表 4-1-5），血钾降至正常范围，同时血磷水平也有所改善。2022 年 1—4 月患者血钾情况见图 4-1-3。

表 4-1-4　3 日膳食日记记录单

第 1 日（透析日）		第 2 日（非透析日）		第 3 日（周末）	
食物类别	食物的量（g）	食物类别	食物的量（g）	食物类别	食物的量（g）
早餐		早餐		早餐	
面条	50	面包	50	面包	50
油饼	50	牛奶	200 ml	牛奶	200 ml
黄酱	5	鸡蛋	60	鸡蛋	60
生菜	100	黄酱	5	苹果	200
牛奶	200 ml				
午餐		午餐		午餐	
米饭	100	米饭	100	米饭	130
土豆	50	西红柿	100	圆白菜	200
牛肉	50	鸡蛋	80	牛肉	50
豆角	200	圆白菜	200		
猪肉	50				
晚餐		晚餐		晚餐	
面条	100	饼	100	米饭	100
黄瓜	50	茄子	100	西红柿	150
胡萝卜	50	水	750 ml	鸡蛋	40
圆白菜	50	苹果	200	水	750 ml
水	750 ml				
油脂：30 g　盐：3 g　酱油：10 ml		油脂：30 g　盐：3 g　酱油：10 ml		油脂：30 g　盐：3 g　酱油：10 ml	

（续表）

以下由医师/护士计算后填写：			
第1天			
0~1 g	油脂类（30 g，270 kcal）	瓜果蔬菜（100 g，25 kcal）	淀粉类（0 g，0 kcal）
4 g	坚果类（0 g，0 kcal）	谷薯类（350 g，1260 kcal）	绿叶蔬菜（350 g，70 kcal）
7 g	肉蛋类（100 g，180 kcal）	豆类（0 g，0 kcal）	低脂奶类（200 g，72 kcal）
第2天			
0~1 g	油脂类（30 g，270 kcal）	瓜果蔬菜（400 g，100 kcal）	淀粉类（0 g，0 kcal）
4 g	坚果类（0 g，0 kcal）	谷薯类（250 g，900 kcal）	绿叶蔬菜（200 g，40 kcal）
7 g	肉蛋类（140 g，252 kcal）	豆类（0 g，0 kcal）	低脂奶类（200 g，72 kcal）
第3天			
0~1 g	油脂类（30 g，270 kcal）	瓜果蔬菜（350 g，90 kcal）	淀粉类（0 g，0 kcal）
4 g	坚果类（0 g，0 kcal）	谷薯类（280 g，1008 kcal）	绿叶蔬菜（200 g，40 kcal）
7 g	肉蛋类（150 g，270 kcal）	豆类（0 g，0 kcal）	低脂奶类（200 g，72 kcal）

注：参照"肾脏病食物交换份"。

表 4-1-5　健康教育前后血生化指标对比

日期	血红蛋白（g/L）	磷（mmol/L）	钾（mmol/L）	T-CO_2（mmol/L）	Kt/v
3月8日	110	1.98 ↑↑	5.70 ↑	21 ↓	1.12 ↓
4月11日	115	1.78 ↑	4.90	22.60	1.26

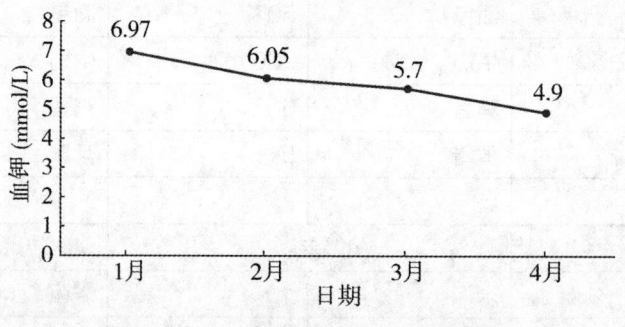

图 4-1-3　2023 年 1—4 月血钾变化

六、护理体会

本案例中，分析患者血钾升高的主要原因为：①药物依从性差；②缺乏食物含钾量知识。护理人员在保证患者优质蛋白摄入总量和营养比例的基础上，重点指导减少高钾食物摄入，改善其饮食习惯并提高疾病重视程度。根据以上分析，首先鼓励本案例中的患者戒除咖啡及南瓜籽摄入，发放了食物成分学习材料，并强调了口服钾结合剂的重要性和控制血钾浓度对预防心脏事件发生的必要性。通过护理人员和患者的共同努力，患者减少了咖啡及南瓜籽摄入，从而减少了饮食中钾的摄入来源。患者坚持认真服药，规律饮食，保持透析规律和充分性，1 个月后血钾浓度维持在正常范围内，有效预防和降低了发生高钾血症相关心肌危害的风险。

【参考文献】

[1] 王志刚. 血液净化学. 北京：北京科学技术出版社，2010.

[2] 石汉平，李薇，齐玉梅，等.营养筛查与评估.北京：人民卫生出版社，2014.
[3] 杨月欣，王光亚，潘兴昌.中国食物成分表.北京：北京大学医学出版社，2022.
[4] 中华医学会肾脏病学分会专家组.中国慢性肾脏病患者血钾管理实践专家共识.中华肾脏病杂志，2020（36）：781-792.
[5] 中国维持性血液透析患者高钾血症管理指南工作组.中国维持性血液透析患者高钾血症管理指南.中国血液净化，2022，21（增刊）：1-16.
[6] 赵新菊，牛庆雨，甘良英，等.基于DOPPS研究分析中国血液透析患者高钾血症的患病率及相关影响因素.中国血液净化，2021，20（03）：145-150，156.
[7] Putcha N, Allon M. Management of hyperkalemia in dialysis patients. Semin Dial, 2007, 20 (5): 431-439.
[8] 黄春鸿，连学坚，陈珊莹，等.维持性血液透析患者透析前后血钾水平的调查.临床肾脏病杂志，2020，20（12）：982-986.
[9] 李洲婷，朱稀，杜武龙，等.维持性腹膜透析患者甲状旁腺切除术前血钾水平对术后发生高钾血症的预测价值.浙江医学，2023，45（10）：1059-1062.
[10] 陈安珉，黄建槐，陈蕴，等.维持性血透患者stdKt/V与相关临床指标关系及应用价值.徐州医科大学学报，2023，43（7）：492-498.
[11] 谢丽芬，张莉莉，罗芹，等.慢性肾脏病维持性血液透析蛋白质能量消耗患者中医证型及临床影响因素分析——横断面调查.中医杂志，2023，64（23）：2419-2426.
[12] 马晨稀.慢性肾脏病3-5期（非透析）患者代谢性酸中毒的相关因素分析及中医证型分布规律研究.天津：天津中医药大学，2023.

（张晓宇　苏春燕）

第二节　一例血液透析患者高钾血症的膳食分析及健康指导2

【摘要】本个案通过调查一位反复高钾血症的维持性血液透析患者的饮食及生活习惯，结合实验室检查指标，分析其反复出现高钾血症的原因，并提出改善方案。该患者透析龄20年，进行血液透析联合血液灌流、血液透析滤过治疗，透析充分性达标。患者的主要问题为反复高钾血症，同时伴有血磷控制不佳。通过分析患者的饮食记录和生活习惯，发现该患者对终末期肾病的饮食知识缺乏、饮食和药物的依从性均较差。护士就高钾血症的危害、如何降低饮食钾的摄入、药物降钾原理和降钾烹饪技巧等相关知识进行指导，患者高钾血症有明显改善。

【关键词】维持性血液透析；饮食控钾；降钾烹饪技巧

一、病例简介

（一）现病史

患者女性，55岁，29年前（1994年）确诊为过敏性紫癜性肾炎，口服药物治疗，具体不详。此后血肌酐逐渐升高，于25年前（1999年）开始进入血液透析治疗。

既往史：无。

患者的血管通路史：患者于25年前（1999年）行左前臂自体动静脉内瘘成形术，并于术后2个月开始穿刺行血液透析治疗至今。

（二）近1个月主诉及病情变化

1. 主诉：间断全身乏力伴心悸。

2. 近1个月（2023年1—2月）透析前、后血压变化：血液透析治疗上机前波动在

（126～149）/（68～76）mmHg；下机后波动在（130～150）/（70～80）mmHg。

3. 近1个月超滤量（图4-2-1）

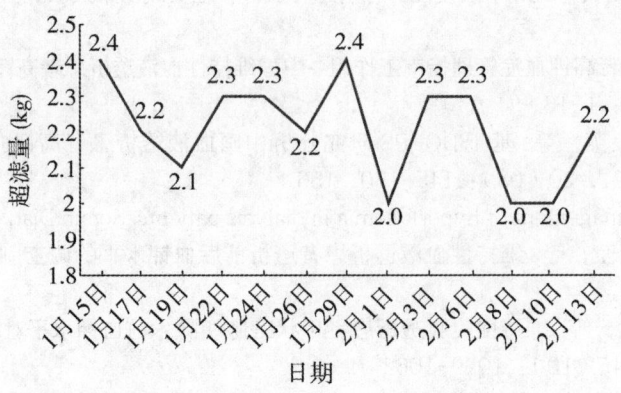

图4-2-1　2023年1—2月超滤量

4. 睡眠状态：睡眠良好，晨起精神尚可；无午睡习惯；夜间睡眠规律，偶有睡眠间断，通常23:30左右入睡，偶有夜间醒来，此后可继续入睡，平均夜间睡眠时长5 h。

5. 二便情况：无尿，具体时间不详。大便规律，1次/天，形态、颜色正常，无便秘、腹泻等不适。

（三）体格检查

体温36.3 ℃，血压121/68 mmHg，脉搏75次/分，呼吸18次/分，身高157 cm，体重45 kg。神清语利，心肺查体未见明显异常，无腹水、颜面部及双下肢无水肿。

血管通路物理检查　视诊：通路侧手臂皮肤完整性良好；吻合口上方5 cm处可见2 cm×2 cm动脉瘤样扩张；血管走行平直，无红肿、破损、硬结及皮疹表现。触诊：双手皮温正常，吻合口及瘘体震颤良好，穿刺区域血管弹性良好。听诊：可闻及内瘘血管杂音弥漫、连续、低调、收缩期/舒张期均存在。搏动增强试验（−）；举臂试验（−）。

（四）近3个月实验室检查（表4-2-1）

表4-2-1　2023年1—3月血生化指标

日期	血红蛋白（g/L）	白蛋白（g/L）	甘油三酯（mmol/L）	低密度脂蛋白胆固醇（mmol/L）	钙（mmol/L）	磷（mmol/L）	钾（mmol/L）	尿酸（μmol/L）
1月10日	102↓	—	1.70	3.60	2.02↓	1.64	6.51↑↑	561↑
2月9日	117	—	—	—	2.24	1.92↑↑	6.63↑↑	—
3月10日	115	40.20	—	—	1.96↓	2.09↑↑	6.21↑	—

日期	T-CO$_2$（mmol/L）	CRP（mg/L）	iPTH（pg/ml）	Kt/V	URR（%）	铁蛋白（ng/ml）	转铁蛋白饱和度（%）
1月10日	18.5	—	—	—	65.20	220	34
2月9日	20	—	—	—	—	—	—
3月10日	21	1.30	180	1.26	68.50	—	—

（五）诊断

慢性肾病5期
　　过敏性紫癜性肾炎
　　维持性血液透析

高钾血症
代谢性酸中毒
钙磷代谢紊乱
肾性贫血

（六）透析治疗方案

规律透析：血液透析（HD）：3次/周；血液透析滤过（HDF）：1次/月；血液透析联合血液灌流（HD＋HP）：2次/月。血流速度：250 ml/min，透析液流速 500 ml/min。透析液处方：钠 138 mmol/L、钙 1.5 mmol/L、钾 2.0 mmol/L、碳酸氢根 32 mmol/L。抗凝方案：低分子量肝素钙 2000 IU，透析开始即刻静脉注射。药物：左卡尼汀 1.0 g，透析后静脉注射，2次/周。0.1 g 蔗糖铁＋0.9% 氯化钠注射液 100 ml，透析时静脉输液，1次/2周。促红细胞生成素 4000 IU，透析后皮下注射，5次/2周。

其余口服药物见表 4-2-2。

表 4-2-2 患者口服药物列表

药物作用	名称	剂量	用法
补钙降磷	碳酸钙	1.5 g	3次/日（随餐嚼服）
控制血钾	聚苯乙烯磺酸钙	10 g	2次/日
纠正酸中毒	碳酸氢钠	0.5 g	3次/日

二、营养评估

（一）人体测量

身高 156.3 cm，体重 45.3 kg，体质指数（BMI）18.5 kg/m²（正常），上臂围 22 cm（正常），肱三头肌皮褶厚度 10.1 mm（皮下脂肪中度减少），上臂肌围 18.55 cm（肌肉量中度减少），握力 21.7 kg（正常）。

（二）营养评分

主观综合营养评分（SGA）：营养好（A）（图 4-2-2）。

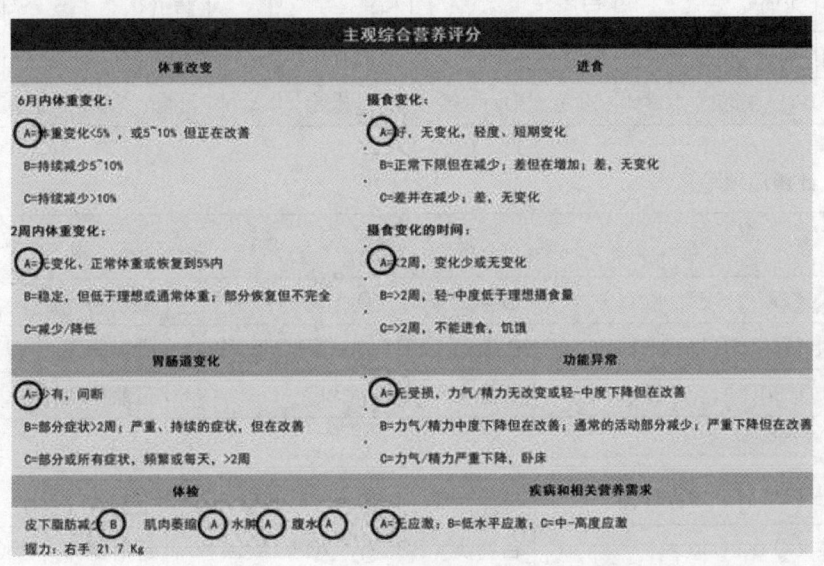

图 4-2-2 患者主观综合营养评分（截图）

(三)膳食调查

应用3日饮食日记法调查,依据中国肾病食品交换份,根据食物模型及计算软件计算出患者膳食营养素摄入情况,结果详见表4-2-3。

表4-2-3 3日膳食日记记录单

第1日(透析日)		第2日(非透析日)		第3日(周末)	
食物	食物的量(g)	食物	食物的量(g)	食物	食物的量(g)
早餐		早餐		早餐	
油条	100	面包	100	馒头	50
鸡蛋	40	洋葱	50	粥(小米10+水40 ml)	50
桃子	200	鸡蛋	50	桃子	200
		奶酪	15	咖啡	30 ml
		西红柿	50		
		生菜	50		
		桃子	200		
午餐		午餐		午餐	
米饭	150	米饭	100	米饭	100
圆白菜	200	茼蒿	200	白菜	100
虾仁	200	牛肉	100	尖椒	100
茶水	200 ml	土豆	50	豆腐	100
苹果	100	萝卜	50	猪肉	100
		猕猴桃	50	茶水	200 ml
晚餐		晚餐		晚餐	
鲜玉米	200	米饭	50	米饭	50
饼	50	西蓝花	100	杂粮饼	50
圆白菜	200	豆腐	50	黄瓜	100
虾仁	100	茶水	200 ml	鸡蛋	80
油脂:30 g 盐:3 g 酱油:10 ml		油脂:30 g 盐:3 g 酱油:10 ml		油脂:30 g 盐:3 g 酱油:10 ml	

以下由医师/护士计算后填写:					
第1天					
0~1 g	油脂类(30 g, 270 kcal)		瓜果蔬菜(300 g, 75 kcal)		淀粉类(0 g, 0 kcal)
4 g	坚果类(0 g, 0 kcal)		谷薯类(500 g, 1290 kcal)		绿叶蔬菜(400 g, 80 kcal)
7 g	肉蛋类(340 g, 612 kcal)		豆类(0 g, 0 kcal)		低脂奶类(0 g, 0 kcal)
第2天					
0~1 g	油脂类(20 g, 270 kcal)		瓜果蔬菜(500 g, 125 kcal)		淀粉类(0 g, 0 kcal)
4 g	坚果类(0 g, 0 kcal)		谷薯类(300 g, 1080 kcal)		绿叶蔬菜(250 g, 50 kcal)
7 g	肉蛋类(150 g, 270 kcal)		豆类(50 g, 40 kcal)		低脂奶类(15 g, 49 kcal)

(续表)

第3天			
0~1 g	油脂类（30 g，270 kcal）	瓜果蔬菜（400 g，100 kcal）	淀粉类（0 g，0 kcal）
4 g	坚果类（0 g，0 kcal）	谷薯类（260 g，936 kcal）	绿叶蔬菜（100 g，20 kcal）
7 g	肉蛋类（180 g，320 kcal）	豆类（100 g，80 kcal）	低脂奶类（0 g，0 kcal）

注：参照"肾脏病食物交换份"。

三、健康教育问题

1. 知识缺乏：知道自己的疾病及部分诊断，尽管透析龄长，但仍没有系统掌握自我健康管理知识，如不了解高钾血症的危害、降钾药物的作用、含钾高的食物。

2. 营养评估分析

（1）人体测量：皮下脂肪及肌肉量中度减少。

（2）问卷调查：营养状况良好。

（3）膳食调查：发现患者喜好饮茶，每日约200 ml，浓咖啡平时3天一次，每次30 ml，喜食新鲜水果如猕猴桃（100 g）、桃子（200 g），喜好粗粮（如玉米、杂粮）。同时，患者动物性食物摄入超过推荐量，肉类食物同样富含钾、磷等矿物质。以上食物的过量摄入及个人的饮食习惯，均是造成透析患者血钾升高的膳食因素。

（4）实验室检查：高磷、高钾血症。

四、健康指导

（一）能量和营养素推荐摄入量

1. 计算标准体重：[156.3（cm）−100]×0.9（kg）−2.5（kg）=48.2（kg）。

2. 能量摄入：患者年龄≤60岁，需维持在35 kcal/（kg·d），根据患者的活动量、饮食史、合并疾病及应激状况进行调整，推荐每日能量摄入1600~1700 kcal。

3. 蛋白质摄入推荐量：1.0~1.2 g/（kg·d），合48~58 g/d，其中至少50%来自优质蛋白。

4. 脂肪供能比占25%~35%，其中饱和脂肪酸不超过10%，反式脂肪酸不超过1%。可适当提高n-3脂肪酸和单不饱和脂肪酸摄入量。

5. 在合理摄入总能量的基础上适当提高碳水化合物的摄入量，碳水化合物供能比应为55%~65%。限制精制糖摄入。

6. 计算每日以食物蛋白质为基础的交换份份数，其中谷类（即主食等）3~4份（含蛋白质12~16 g），肉、蛋、奶、大豆类4~5份（28~35 g蛋白质），高钾血症患者慎选薯类作为主食，瓜类蔬菜200~250 g（0~1 g蛋白质），叶类蔬菜250 g（4 g蛋白质），水果1份（0~1 g蛋白质），并注意选择低钾水果类别或水煮法弃去汤汁，油脂类3份（0 g蛋白质）。

（二）降钾烹饪技巧

双焯法：利用焯水的方法可有效减少蔬菜、肉类中钾的含量，从而降低高血钾的发生。深颜色的蔬菜钾含量高，如油菜、菠菜，浅颜色的蔬菜含钾量偏低，如白菜。高钾血症的透析患者烹饪深绿色蔬菜时需要进行双焯法，具体操作如下：将蔬菜洗净后置于热水中，烧开后浸于冷水中浸泡，如此重复一次操作。需要指出的是，双焯法虽然能够有效去除蔬菜中的钾含量，但在焯水过程中也会大量流失蔬菜中的水溶性维生素，如维生素B_1、维生素C，故焯水时注意时间不宜过久。

（三）指导患者正确服用降钾药物

降钾树脂（聚苯乙烯磺酸钙）主要通过在肠道中与食物中钾离子结合并排出体外发挥作用。当得知血钾升高时，应立即口服降钾树脂，尽快降低血钾水平，避免造成心律失常甚至猝死等严重后果。

指导患者降钾药物的服用方法，进一步提高药物依从性：常规用药时，与餐同服，可增加药物效果，同时叮嘱患者饭前准备好药物，外出期间随身带好药物，避免漏服。

五、控制钾摄入的效果

健康教育后1个月，进行了3日饮食记录（表4-2-4），调查发现教育效果明显，患者限制了茶水摄入（0 ml），改为饮用白水及少量咖啡（14 ml），应用焯水法食用蔬菜，绿叶蔬菜3日平均摄入量为250 g；另外发现患者近3日水果类摄入由原来的200~250 g/d减至100~200 g/d，继续指导患者可以选择的水果类别以及正确的食用方法。复查了血生化指标（表4-2-5），血钾降至正常范围。2023年1—4月患者血钾情况见图4-2-3。

表4-2-4 健康教育后3日膳食日记记录单

第1日（透析日）		第2日（非透析日）		第3日（周末）	
食物类别	食物的量（g）	食物类别	食物的量（g）	食物类别	食物的量（g）
早餐		早餐		早餐	
猪肉	50	面包	100	烧饼	50
鸡蛋	80	茄子	100	黄瓜	200
葡萄干	50	生菜	100	鸡蛋	80
生菜	100	火腿	60	咖啡	14 ml
饼	50	奶酪	15	牛奶	200 ml
		水	200 ml		
午餐		午餐		午餐	
米饭	50	猪肉	100	米饭	50
圆白菜	100	菠菜	200	菜花	100
鱼	100	米饭	50	肠	50
牛奶	200 ml			牛肉	50
水	280			青椒	100
				苹果	200
晚餐		晚餐		晚餐	
茄子	100	米饭	50	米饭	50
虾仁	100	豆角	100	茼蒿	200
面条	80	鸡蛋	50	牛肉	50
西瓜	100	苹果	100	水	360
油脂：30 g 盐：3 g 酱油：10 ml		油脂：30 g 盐：3 g 酱油：10 ml		油脂：30 g 盐：3 g 酱油：10 ml	
以下由医师/护士计算后填写：					
第1天					
0~1 g	油脂类（30 g, 270 kcal）	瓜果蔬菜（250 g, 60 kcal）		淀粉类（0 g, 0 kcal）	
4 g	坚果类（0 g, 0 kcal）	谷薯类（180 g, 650 kcal）		绿叶蔬菜（200 g, 40 kcal）	
7 g	肉蛋类（330 g, 560 kcal）	豆类（0 g, 0 kcal）		低脂奶类（200 g, 80 kcal）	

（续表）

第2天			
0～1g	油脂类（30 g, 270 kcal）	瓜果蔬菜（200 g, 50 kcal）	淀粉类（0 g, 0 kcal）
4 g	坚果类（0 g, 0 kcal）	谷薯类（200 g, 720 kcal）	绿叶蔬菜（400 g, 80 kcal）
7 g	肉蛋类（210 g, 380 kcal）	豆类（0 g, 0 kcal）	低脂奶类（15 g, 49 kcal）
第3天			
0～1g	油脂类（30 g, 270 kcal）	瓜果蔬菜（600 g, 150 kcal）	淀粉类（0 g, 0 kcal）
4 g	坚果类（0 g, 0 kcal）	谷薯类（150 g, 540 kcal）	绿叶蔬菜（200 g, 40 kcal）
7 g	肉蛋类（230 g, 410 kcal）	豆类（0 g, 0 kcal）	低脂奶类（200 g, 80 kcal）

注：参照"肾脏病食物交换份"。

表 4-2-5　健康教育前后血生化指标对比

日期	血红蛋白（g/L）	校正钙（mmol/L）	磷（mmol/L）	钾（mmol/L）	$T-CO_2$（mmol/L）
3月10日	115	1.96↓	2.09↑↑	6.21↑	—
4月11日	117	2.21	1.70↑	4.82	23.10

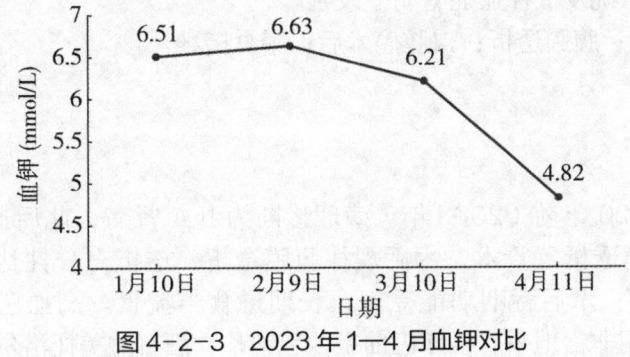

图 4-2-3　2023年1—4月血钾对比

六、护理体会

本案例中，护理人员深入寻找患者高钾饮食的原因，逐个分析并解决，同时充分宣教药物依从性，指导患者改善生活和饮食习惯。分析患者血钾升高的主要原因为：①药物依从性差；②缺乏食物含钾量相关知识；③喜好饮茶，喜食新鲜、含钾高的水果。根据以上分析，首先鼓励患者减少茶和咖啡摄入，减少新鲜水果摄入，学会食物降钾烹饪方法，发放了食物成分学习材料，并强调了钾摄入过量后造成的严重后果及坚持服用降钾药物的重要性。通过医生、护理人员和患者的共同努力，患者对药物的依从性显著改善，并改变了饮用茶水的习惯，适当减少新鲜水果的摄入量，从而减少了钾、磷的摄入。规律饮食，保持规律透析，1个月后血钾、血磷达到了预期目标。

【参考文献】

[1] 王志刚. 血液净化学. 北京：北京科学技术出版社，2010.
[2] 石汉平，李薇，齐玉梅，等. 营养筛查与评估. 北京：人民卫生出版社，2014.
[3] 杨月欣，王光亚，潘兴昌. 中国食物成分表. 北京：北京大学医学出版社，2022.

[4] 中华医学会肾脏病学分会专家组. 中国慢性肾脏病患者血钾管理实践专家共识. 中华肾脏病杂志, 2020（36）: 781-792.
[5] 中国维持性血液透析患者高钾血症管理指南工作组. 中国维持性血液透析患者高钾血症管理指南. 中国血液净化, 2022, 21（增刊）: 1-16.

（张晓宇　苏春燕）

第三节　一例腹膜透析患者低钾血症的膳食分析及健康指导

【摘要】本个案通过管理一位腹膜透析患者的饮食习惯、方式、方法等，结合相关实验室及体格检查，分析其存在的问题，提出改善方案。该患者规律腹膜透析16年，透析充分性达标。患者的主要问题为营养不良、持续低钾血症。通过分析患者的饮食记录、饮食习惯、饮食方式方法后发现该患者行口腔癌根治术后饮食模式发生改变，需长期半流食，且患者饮食知识缺乏、饮食的依从性较差。护士就营养不良的风险、低钾血症的危害以及如何增加饮食钾的摄入、药物补钾等相关知识进行指导，患者营养状况及低钾血症有明显改善。

【关键词】低钾血症；腹膜透析；口腔癌术后；膳食指导

一、病例简介

（一）现病史

患者男性，66岁，20年前（2003年）病理诊断为IgA肾病，此后血肌酐逐渐升高，于13年前（2010年）行腹膜透析置管术，术后规律腹膜透析，透析充分性达标，无其他合并症。5个月前行口腔癌根治术，术后吞咽功能受限，长期进食半流食。高血压病史23年，血压最高180/100 mmHg，现服用非洛地平、沙库巴曲缬沙坦钠片、酒石酸美托洛尔等药物控制血压，平素血压波动在（110～150）/（80～95）mmHg。无药物、食物过敏史。治疗方法为腹膜透析、降压、降脂、抗贫血、磷结合剂。

（二）近1个月主诉及病情变化

1. 主诉：消瘦、乏力、恶心、呕吐1天。

2. 近1个月（2023年3月）体重、血压变化：患者口腔癌术前体重76 kg，术后体重持续减轻至56 kg，近1个月体重丢失>5%。血压偏高，波动在（150～156）/（89～98）mmHg。

3. 2023年2—3月超滤量（图4-3-1）

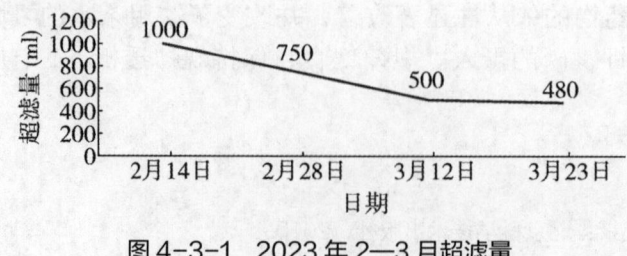

图4-3-1　2023年2—3月超滤量

4. 睡眠状态：患者睡眠质量差，入睡困难，每日睡眠时间7~8 h。
5. 二便情况：无尿，大便规律，1次/天，黄软便。

（三）体格检查

体温36.5℃，血压123/65 mmHg，脉搏72次/分，呼吸18次/分，身高170 cm，体重56 kg。神清语利，双下肢轻度凹陷性水肿。腹膜透析导管出口处干燥，无红肿、渗出。

（四）近3个月实验室检查（表4-3-1）

表4-3-1 2023年1—3月血生化指标

日期	血红蛋白（g/L）	白蛋白（g/L）	甘油三酯（mmol/L）	胆固醇（mmol/L）	高密度脂蛋白胆固醇（mmol/L）	低密度脂蛋白胆固醇（mmol/L）	校正钙（mmol/L）	磷（mmol/L）
1月18日	131↑	34.1↓↓	—	—			2.51↑	1.18
2月20日	130↑	33.3↓↓	0.58	3.31	1.16	1.81	2.54↑	1.20
3月23日	130↑	32.2↓↓	—				2.63↑	1.22

日期	钾（mmol/L）	尿酸（μmol/L）	T-CO$_2$（mmol/L）	CRP（mg/L）	iPTH（pg/ml）	Kt/V	铁蛋白（ng/ml）	转铁蛋白饱和度（%）
1月18日	5.01	350	—					
2月20日	4.98	338	26.3	0.21				
3月23日	3.18↓	245	—			2.05		

（五）诊断

慢性肾脏病5期
  维持性腹膜透析
  低白蛋白血症
  低钾血症
  肾性贫血
  肾性高血压

（六）透析治疗方案

持续性不卧床腹膜透析（continuous ambulatory peritoneal dialysis, CAPD）：1.5% PD-2 2.0 L×2袋，2.5% PD-2 2.0 L×3袋。口服药物见表4-3-2。

表4-3-2 患者口服药物列表

药物作用	名称	剂量	用法	停用时间
降压	非洛地平缓释片 酒石酸美托洛尔片	5 mg 47.5 mg	1次/日 1次/日	— —
降脂	阿托伐他汀钙片	20 mg	1次/日，睡前	—
纠正贫血	重组人促红素注射液 叶酸片	4000 U 10 mg	1次/5天 1次/日	— —
磷结合剂	碳酸镧咀嚼片	0.5~1.0 g	3次/日	—
补钾	氯化钾缓释片	0.5~1.0 g	必要时	—

二、营养评估

(一)人体测量

身高 170 cm,体重 56 kg,体质指数(BMI)21.8 kg/m² (正常),上臂围 24.2 cm(轻度减少),肱三头肌皮褶厚度 6.8 mm(皮下脂肪轻度减少),上臂肌围 22.1 cm(肌肉量轻度减少),握力 25.3 kg(轻度降低)。

(二)营养评分

主观综合营养评分(SGA):轻中度营养不良(B)(图 4-3-2)。

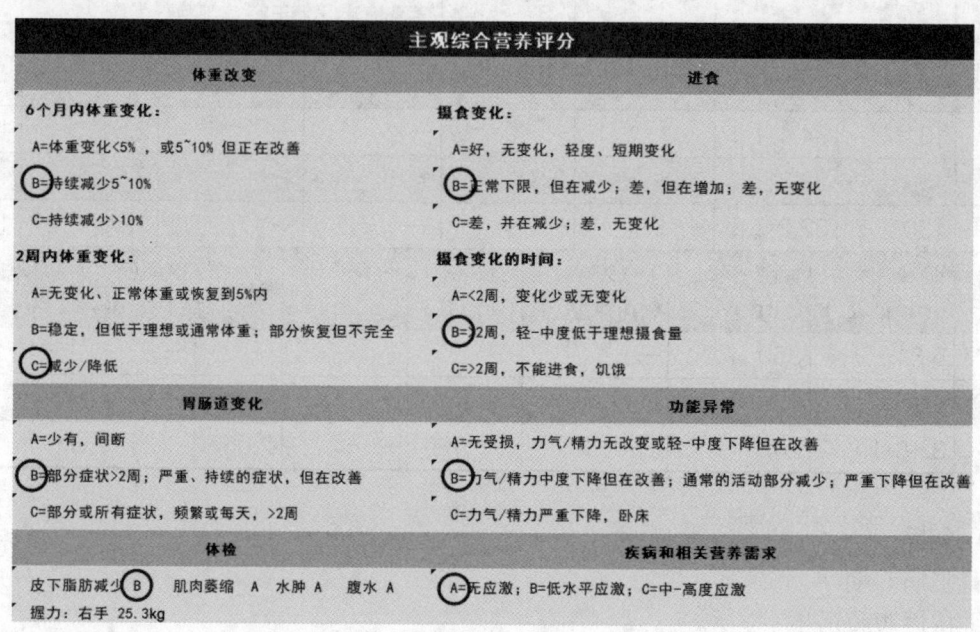

图 4-3-2 患者主观综合营养评分(截图)

(三)膳食调查

3 日膳食称重是经常使用的膳食调查方法,虽然不是最简单的膳食调查方法,但是可以直接掌握患者饮食结构,结合食谱计算器进行计算,可获得患者营养成分摄入量和推荐量的差异。结果详见表 4-3-3。

表 4-3-3 3 日膳食称重记录单

第 1 天(透析日 工作日)		第 2 天(透析日 工作日)		第 3 天(透析日 周末)	
食物	食物的量(g)	食物	食物的量(g)	食物	食物的量(g)
早餐		早餐		早餐	
煮鸡蛋(白皮)	120	煮鸡蛋(白皮)	120	煮鸡蛋(白皮)	120
牛奶	200	牛奶	200	牛奶	200
午餐		午餐		午餐	
花卷	105	馒头	110	米饭(蒸)	130
海虾	80	猪肉(肥瘦)	100	海虾	120
西葫芦	400	生菜	250	油菜	100
水	450	水	450	水	450

(续表)

第1天（透析日 工作日）		第2天（透析日 工作日）		第3天（透析日 周末）	
食物	食物的量（g）	食物	食物的量（g）	食物	食物的量（g）
晚餐		晚餐		晚餐	
胡萝卜	100	白菜（青口）	200	小米粥	250
猪肉（肥瘦）	100	豆腐（北）	100		
小米粥	150	水	300		
油脂：30 g　盐：3 g　酱油：5 ml		油脂：30 g　盐：3 g　酱油：5 ml		油脂：30 g　盐：3 g　酱油：5 ml	

以下由医师/护士计算后填写：

第1天				
能量 1410.2 kcal	蛋白质 62.03 g	优质蛋白 47.88 g	碳水化合物 98.59 g	脂肪 87.76 g
钙 531.91 mg	磷 902.8 mg	钾 1443.22 mg	钠 2125.98 mg	水 1482.24 ml
第2天				
能量 1330.75 kcal	蛋白质 60.54 g	优质蛋白 46.64 g	碳水化合物 73.13 g	脂肪 91.25 g
钙 650.96 mg	磷 908.7 mg	钾 1473.77 mg	钠 2112.52 mg	水 1630.99 ml
第3天				
能量 930.05 kcal	蛋白质 50.81 g	优质蛋白 41.4 g	碳水化合物 69.38 g	脂肪 50.54 g
钙 599.46 mg	磷 811.2 mg	钾 950.27 mg	钠 2105.76 mg	水 1226.54 ml

注：食谱计算采用开同食谱计算器。

三、心理评估

焦虑自评量表（SAS）34分（正常），抑郁自评量表（SDS）44分（轻度抑郁）。

四、健康教育问题

1. 心理问题：患者性格内向，属于被动、紧张、依赖型人格，由于口腔癌术后需长期进食半流食，对生活质量、预后及腹膜透析有影响，存在抑郁情绪，持自暴自弃的生活态度。

2. 知识缺乏：低钾血症的透析患者往往伴有营养不良，与摄入不足有关。经沟通发现，患者及其家属对半流食概念知识缺乏，导致饮食结构、饮食方式及方法不合理，也是容量控制不佳的主要原因。此外，患者对日常饮食多样化、食物钾离子含量、低钾血症的危害以及控制范围等均不知晓。

3. 营养评估分析

（1）人体测量：体重正常，皮下脂肪以及肌肉量轻度减少。

（2）问卷调查：轻中度营养不良。

（3）膳食调查：膳食调查发现，3日平均膳食水摄入量1400 ml左右；钾摄入量不足（3日平均膳食钾摄入量1200±mg）。膳食能量摄入严重不足，3日平均摄入量仅1200 kcal左右。蛋白质摄入轻度不足，3日膳食蛋白质平均摄入量58 g，优质蛋白平均摄入量45 g/d，占比77.6%。而谷薯类摄入不足，蔬菜类摄入量平均350 g/d，其中蔬菜品种单一，瓜类蔬菜、白菜等摄入比例高，绿叶类蔬菜摄入缺乏，水果类摄入为0 g。

(4)实验室检查：低白蛋白血症、低钾血症。

五、健康指导

(一) 能量和营养素推荐摄入量

1. 标准体重：[170（cm）－100］×0.9（kg）＝63（kg）。

2. 能量摄入：患者为年龄＞60岁老年男性，需维持在146 kJ [30 kcal/（kg·d）]，根据患者的活动量、饮食情况、合并疾病（口腔癌）及应激状况进行调整，推荐每日能量摄入1800～2200 kcal。

3. 蛋白质摄入量：1.0～1.2 g/（kg·d）（无残余肾功能），合63～76 g/d，其中至少50%为高生物价蛋白，合32～38 g/d。

4. 脂肪供能占25%～35%，其中饱和脂肪酸不超过10%，反式脂肪酸不超过1%。可适当提高n-3脂肪酸和单不饱和脂肪酸摄入量。

5. 在合理摄入总能量的基础上适当提高碳水化合物的摄入量，碳水化合物供能比应为55%～65%。限制精制糖的摄入。

6. 每日以食物蛋白质为基础的交换份份数，其中谷类（即主食等）3份，薯类（红薯、白薯等）2份（合计约含蛋白质20 g），瓜类蔬菜250 g（0～1 g蛋白质），叶类蔬菜750 g（12 g蛋白质），水果1份（0～1 g蛋白质），肉、蛋、奶、大豆类5～6份（35～40 g蛋白质），油脂类3份（0 g蛋白质）。

7. 指导患者在保证能量充足、合理蛋白质摄入的前提下，优先选择钾含量高的食物，保证充足的能量摄入，以防止营养不良的发生。选择多样化主食，例如薯类是富含钾的主食类别，可以代替部分主食。患者半流食期间可以应用蛋羹、煮菜粥（增加菇类、深绿色蔬菜）等增加蛋白质及钾的摄入量，清淡少盐，减少容量负荷。

(二) 指导患者认识血钾的正常值及低钾血症的危害

人体血清钾的正常值是3.5～5.5 mmol/L。钾离子对于维持机体正常新陈代谢、维持酸碱平衡等至关重要。正常人体内钾离子依赖于外界摄取，食物中的钾大多在肠道吸收，最终绝大部分会转移入细胞内，可以直接参与细胞内外的代谢活动，同时在维持人体心血管系统和神经-肌肉的兴奋性等方面也发挥着重要作用。一般情况下，人体钾主要随尿液排出体外，少部分可通过肠道和汗液蒸发排出，腹膜透析患者主要由透析液排钾。当血清钾浓度低于3.5 mmol/L时，称为低钾血症，常表现出心悸、四肢软弱无力、恶心、呕吐、腹胀等症状。腹透液中不含钾，每次交换都会有一部分钾随透析液被排出体外，患者口腔癌术后进食少且长期半流食，半流食含水量多，容量负荷重，发生低钾血症。指导患者在保证热量充足和适量蛋白质的前提下，优先选择钾含量高的食物，例如香蕉、橘子、大枣、芒果、香瓜、绿叶蔬菜（菠菜、空心菜、苋菜）、紫菜、海带、胡萝卜、土豆、蘑菇以及坚果类食物（料理机研磨后）（图4-3-3）。另外，在增加含钾高食物摄入的同时，指导患者加用口服营养补充剂（oral nutritional supplement，ONS）——肠内营养粉剂（TP，安素），安素不仅富含热量，钾含量也高，每100 g安素含有热量450 kcal，含钾670 mg。

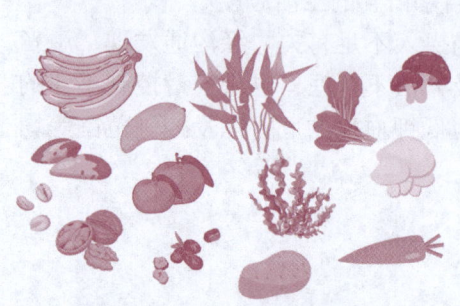

图4-3-3　含钾高的食物

六、加强营养、补足热量、增加含钾高食物摄入的效果

健康教育1个月后，对患者再次进行了3日膳食调查（表4-3-4）。再次复查了血生化检查（表4-3-5），患者血钾升至正常水平，同时血白蛋白也有所改善。干预3个月后患者营养相关

身体测量指标较前明显提升（表4-3-6）。分析干预后患者3日饮食，膳食水的摄入量降低至3日平均950 ml左右，谷薯类食物摄入较前略有增加，并增加了富含钾元素的绿叶蔬菜类及新鲜水果类食物，同时应用了肠内营养粉剂（TP，安素）以增加热量及钾元素的摄入。应用食谱计算器计算患者3日膳食热量（2000±kcal）、蛋白质（73±g）、优质蛋白（60±%）以及膳食钾（3300±mg），符合推荐摄入量。

表4-3-4 健康教育后3日膳食称重记录单

第1天（透析日 工作日）		第2天（透析日 工作日）		第3天（透析日 周末）	
食物	食物的量（g）	食物	食物的量（g）	食物	食物的量（g）
早餐		早餐		早餐	
煮鸡蛋（白皮）	60	煮鸡蛋（白皮）	60	煮鸡蛋（白皮）	60
葡萄干	50	腰果+葡萄干	50＋50	腰果+葡萄干	50＋50
肠内营养粉剂（TP）	60	肠内营养粉剂（TP）	120	肠内营养粉剂（TP）	120
水	50	水	50	水	50
午餐		午餐		午餐	
花卷	100	馒头	110	米饭（蒸）	130
海虾	80	猪肉（肥瘦）	80	海虾	120
菠菜	400	油菜	250	菠菜	100
香蕉	100	香蕉	100	香蕉	100
晚餐		晚餐		晚餐	
菠菜	100	海带（湿）	80	米饭（蒸）	130
猪肉（肥瘦）	150	豆腐（北）	100	紫菜	10
小米粥	150	水	200	海带（湿）	100
水	100			水	150
油脂：30 g 盐：3 g 酱油：5 ml		油脂：30 g 盐：3 g 酱油：5 ml		油脂：30 g 盐：3 g 酱油：5 ml	

以下由医师/护士计算后填写：

第1天

能量 1942.85 kcal	蛋白质 74.93 g	优质蛋白 37.32 g	碳水化合物 187.03 g	脂肪 104.85 g
钙 699.16 mg	磷 1087.1 mg	钾 3392.77 mg	钠 2613.31 mg	水 1049.47 ml

第2天

能量 2143.07 kcal	蛋白质 73.57 g	优质蛋白 49.46 g	碳水化合物 222.44 g	脂肪 110.26 g
钙 6283.6 mg	磷 1157.8 mg	钾 3051.97 mg	钠 2485.5 mg	水 858.42 ml

第3天

能量 1924.25 kcal	蛋白质 75.67 g	优质蛋白 46.86 g	碳水化合物 246.55 g	脂肪 75.67 g
钙 988.16 mg	磷 1246.7 mg	钾 3428.07 mg	钠 2861.64 mg	水 934.15 ml

注：食谱计算采用开同食谱计算器。

表 4-3-5 健康教育前后患者血生化指标

日期	血红蛋白（g/L）	白蛋白（g/L）	钾（mmol/L）	磷（mmol/L）	肌酐（μmol/L）	Kt/V
3月23日	130	32.2↓↓	3.18↓	1.22	892	2.05
3月29日	120	31.9↓↓	4.22	1.16	841	—
5月15日	123	35↓	4.34	1.16	760	—
5月23日	—	38↓	5.01	1.15	680	—

表 4-3-6 营养相关体测量指标

日期	体重（kg）	BMI（kg/m²）	上臂围（cm）	TSF（mm）	上臂肌围（cm）	握力（kg）	腰围（cm）	臀围（cm）	腰臀比
3月28日	56	19.37	24.2	6.8	22.1	25.3	58	68.9	0.84
5月23日	62.5	21.6	32.6	9.8	29.5	32	67	81.5	0.82
标准	—	18.5～23.9	27.5	8.3	25.3	31～41	<85	—	<0.8

注：BMI，体质指数；TSF，肱三头肌皮褶厚度，triceps skinfold thickness。

七、护理体会

腹膜透析合并口腔癌术后的患者，在营养素随透析液丢失及术后摄入减少的双重影响下，发生营养不良的风险会高于一般腹膜透析患者，而低钾血症通常与营养不良并存。因此，在实际工作中，要着重关注其营养状况及饮食摄入情况，积极进行饮食干预，减少和控制营养不良的发生，保证患者机体正常营养状态，改善预后及其生活质量。同时应该继续思考如何提高患者饮食依从性，做到有效干预。

【参考文献】

[1] 石汉平，李薇，齐玉梅，等.营养筛查与评估.北京：人民卫生出版社，2014.

[2] 杨月欣，王光亚，潘兴昌.中国食物成分表.北京：北京大学医学出版社，2022.

[3] 中国医师协会肾脏内科医师分会，中国中西医结合学会肾脏疾病专业委员会营养治疗指南专家协作组.中国慢性肾脏病营养治疗临床实践指南（2021版）.中华医学杂志，2021，101（8）：539-559.

[4] 程改平，秦伟，刘婧，等.《KDOQI慢性肾脏病营养临床实践指南2020更新版》解读.中国全科医学，2021，24（11）：1325-1332.

[5] 杨燕.营养指导与饮食控制对慢性肾脏病患者自我管理和营养状况的影响分析.世界最新医学信息文摘，2021，21（4）：87-88.

[6] 刘曦，刘杨晨，吴一帆，等.运用肾病食物交换份法提高慢性肾脏病患者低蛋白饮食的依从性.临床肾脏病杂志，2014（8）：510-512.

[7] 恽莉莉.基于食物交换份法的饮食指导对慢性肾衰竭患者营养状况的影响.临床医药文献电子杂志，2020，7（91）：76，78.

[8] 中国维持性血液透析患者高钾血症管理指南工作组.中国维持性血液透析患者高钾血症管理指南.中国血液净化，2022，21（Suppl 1）：1-16.

[9] 中华医学会肾脏病学分会专家组.中国慢性肾脏病患者血钾管理实践专家共识.中华肾脏病杂志，2020（36）：781-792.

（陈欣欣　苏春燕）

第四节 一例腹膜透析患者高钾血症的膳食分析及健康指导

【摘要】本个案通过调查一位维持性腹膜透析患者的饮食及生活习惯,结合实验室检查,分析其存在的问题,提出改善方案。该患者透析龄6年,术后规律腹膜透析治疗,透析充分性达标。患者的主要问题为高钾血症,血钾控制不佳。通过分析患者的饮食记录和生活习惯,发现患者对腹膜透析相关饮食、低钾饮食方式方法等知识缺乏,饮食的依从性较差。护士就高钾血症的危害、如何降低饮食钾的摄入、药物降钾等相关知识进行指导,患者高钾血症有明显改善。

【关键词】高钾血症;腹膜透析;饮食指导

一、病例简介

(一)现病史

患者女性,56岁,20年前(2003年)确诊为膜性肾病(membranous nephropathy, MN)后间断服药,治疗不规律,此后血肌酐逐渐升高。于6年前(2016年12月)行腹腔置管术后开始规律腹膜透析治疗。患者既往有高血压病史15年,最高180/100 mmHg,现服用硝苯地平、奥美沙坦控制血压,平素血压波动在(110~150)/(55~85)mmHg。否认药物及其他过敏史。

(二)近1个月主诉及病情变化

1. 主诉:恶心呕吐,胃部不适,乏力3天
2. 近1个月(2023年3月)血压变化:(110~149)/(55~85)mmHg。
3. 近1个月(2023年3月)超滤量(图4-4-1)

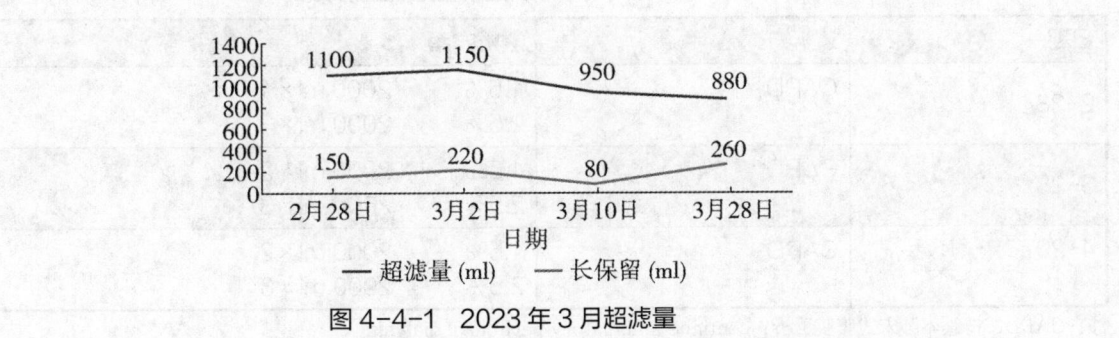

图4-4-1 2023年3月超滤量

4. 睡眠状态:睡眠良好,晨起精神尚可;无午睡习惯;夜间睡眠规律、睡眠间断,通常10:30 pm左右入睡,偶有夜间清醒,此后可继续入睡,平均夜间睡眠时长6 h。
5. 二便情况:无尿,具体时间不详。大便规律,1次/天,正常形态,无便秘、腹泻等不适。

(三)体格检查

体温36.5℃,脉搏72次/分,呼吸18次/分,血压123/65 mmHg,身高155 cm,体重50 kg。神清语利,双下肢无水肿。腹膜透析置管处干燥,无红肿、外渗。

（四）近3个月实验室检查（表4-4-1）

表4-4-1 2023年1—3月血生化指标

日期	血红蛋白（g/L）	白蛋白（g/L）	甘油三酯（mmol/L）	胆固醇（mmol/L）	高密度脂蛋白胆固醇（mmol/L）	低密度脂蛋白胆固醇（mmol/L）	校正钙（mmol/L）	磷（mmol/L）
1月18日	110	34.5↓↓	—	—	—	—	2.50↑	1.70↑
2月20日	102	34.8↓↓	0.98	3.28	1.13	1.84	2.57↑	1.68↑
3月23日	119	35.8↓	—	—	—	—	2.55↑	1.78↑↑

日期	钾（mmol/L）	尿酸（μmol/L）	$T-CO_2$（mmol/L）	CRP（mg/L）	iPTH（pg/ml）	Kt/V	铁蛋白（ng/ml）	转铁蛋白饱和度（%）
1月18日	4.6	350	—	—	—	—	—	—
2月20日	4.2	338	25.6	0.43	—	1.96	—	—
3月23日	5.93↑	245	—	—	—	2.33	—	—

（五）诊断

慢性肾病5期
  维持性腹膜透析
  肾病综合征
  高钾血症
  低白蛋白血症
  肾性贫血
  肾性高血压

（六）透析治疗方案（表4-4-2，表4-4-3）

表4-4-2 患者透析方案调整情况

日期	透析方式	透析方案	
2-28	CAPD	1.5% 2.5%	2000 ml×1 2000 ml×3
3-28	CAPD	1.5% 2.5%	2000 ml×2 2000 ml×3
4-20	CAPD	1.5% 2.5%	2000 ml×2 2000 ml×3

注：CAPD，持续不卧床式腹膜透析，continue ambulatory peritoneal dialysis。

表4-4-3 患者口服药

药物作用	名称	剂量	用法	停用时间
降压	硝苯地平控释片 奥美沙坦酯片	30 mg 20 mg	1次/日 1次/日	— —
降脂	阿托伐他汀钙片	20 mg	1次/日睡前	—
纠正贫血	罗沙司他胶囊	50 mg	3次/周	—
磷结合剂	碳酸司维拉姆片	0.8 g	3次/日	—

二、营养评估

（一）人体测量

身高 155 cm，体重 50 kg，体质指数（BMI）20.8 kg/m² （正常）；上臂围 25 cm（正常），肱三头肌皮褶厚度 9.8 mm（皮下脂肪中度减少），上臂肌围 21.9 cm（肌肉量正常），握力 21.7 kg（正常）。

（二）营养评分

主观综合营养评分（SGA）：营养好（A）（图 4-4-2）

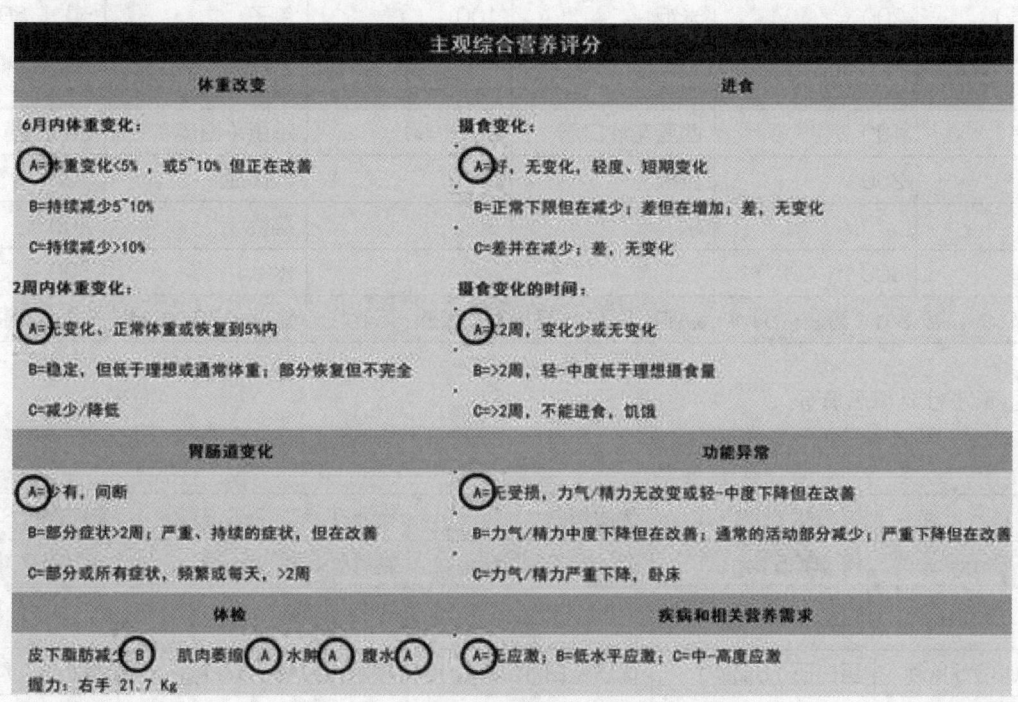

图 4-4-2　患者主观综合营养评分（截图）

（三）膳食调查

3 日膳食称重记录结果详见表 4-4-4。

表 4-4-4　3 日膳食称重记录单

第1天（透析日 工作日）		第2天（透析日 工作日）		第3天（透析日 周末）	
食物	食物的量（g）	食物	食物的量（g）	食物	食物的量（g）
早餐		早餐		早餐	
馄饨 （面粉+猪肉 （肥瘦+油菜）	30+20+50	包子 （面粉+蘑菇+ 肉沫）	50+50+50	猪肉包子 （面粉+猪肉+ 菠菜）	50+20+100
樱桃	200	豆腐脑	200	紫菜汤 （紫菜+水）	10+200
		樱桃	200	樱桃	150
午餐		午餐		午餐	
米饭	150	米饭	100	米饭	100
凉拌菠菜	250	凉拌菠菜	200	鲜蘑炒里脊肉	200+50

（续表）

第1天（透析日 工作日）		第2天（透析日 工作日）		第3天（透析日 周末）	
食物	食物的量（g）	食物	食物的量（g）	食物	食物的量（g）
午餐		午餐		午餐	
肉片炒口蘑	100＋50	土豆烧牛肉	50＋100	樱桃	200
樱桃	200	樱桃	200		
晚餐		晚餐		晚餐	
玉米（鲜）	200	米饭	100	包子（面粉＋蘑菇＋肉沫）	50＋50＋30
烧饼（甜）	100	西蓝花炒口蘑	80＋50	鸡蛋（白皮）	60
樱桃	200	樱桃	150	秋黄瓜	100
		水	300	樱桃	200
水	300			水	300
油脂：30 g　盐：3 g　酱油：5 ml		油脂：30 g　盐 3 g　酱油：5 ml		油脂：30 g　盐：3 g　酱油：5 ml	

以下由医师/护士计算后填写：

第1天				
能量 1604.5 kcal	蛋白质 59.83 g	优质蛋白 15.84 g	碳水化合物 260.82 g	脂肪 46.83 g
钙 455.06 mg	磷 1665 mg	钾 4617.37 mg	钠 1853.89 mg	水 1397.42 ml
第2天				
能量 1508.75 kcal	蛋白质 78.21 g	优质蛋白 19.9 g	碳水化合物 187.1 g	脂肪 57.71 g
钙 428.66 mg	磷 1693.3 mg	钾 4600.17 mg	钠 1814.52 mg	水 1571.69 ml
第3天				
能量 1454.35 kcal	蛋白质 57.77 g	优质蛋白 24.32 g	碳水化合物 180.92 g	脂肪 61.59 g
钙 282.26 mg	磷 1037.8 mg	钾 3244.47 mg	钠 1828.15 mg	水 1393 ml

注：食谱计算采用开同食谱计算器。

三、心理评估

焦虑自评量表（SAS）32分（正常），抑郁自评量表（SDS）24分（正常）。

四、健康教育问题

1. 知识缺乏：患者对自己的疾病及部分诊断清楚，对腹膜透析的相关知识比较了解，但对自我健康管理及饮食知识缺乏，如不了解高钾血症的危害、食物钾含量、如何降钾烹饪。

2. 营养评估分析

（1）人体测量：正常体重，皮下脂肪中度减少，肌肉量正常。

（2）问卷调查：营养状况良好

（3）膳食调查：3日平均膳食钾摄入量高达4154 mg，调查发现患者喜食鲜玉米、蘑菇类食物（口蘑、鲜蘑等），喜食新鲜樱桃，平均每天摄入樱桃600 g，烹饪食物时也未经过水煮等再处理，缺乏透析患者膳食控钾知识。此外，3日膳食磷摄入量偏高，超出推荐意见的800～1000 mg，优质蛋白摄入不足，表明饮食结构不合理是导致高磷血症、低白蛋白血症的原因。

（4）实验室检查：高钾血症、高磷血症、低白蛋白血症。

五、健康指导

（一）能量和营养素推荐摄入量

1. 计算标准体重：[155（cm）－100]×0.9（kg）－2.5（kg）＝47（kg）。

2. 能量摄入：患者年龄≤60岁，能量需维持在146 kJ（35 kcal）/（kg·d），根据患者的活动量、饮食史、合并疾病及应激状况进行调整，推荐每日能量摄入1600～1700 kcal。

3. 蛋白质摄入推荐量：1.0～1.2 g/（kg·d）（47～56.4 g/d），其中摄入的蛋白质至少50%为高生物价蛋白（23.5～28.2 g/d）。

4. 脂肪供能比为25%～35%，在合理摄入总能量的基础上适当提高碳水化合物的摄入量，碳水化合物供能比应为55%～65%。限制精制糖摄入。

5. 计算每日以食物蛋白质为基础的交换份份数：谷类（即主食等）4份（约含蛋白质16 g），薯类因含钾量高，不建议高钾期间选择，瓜类蔬菜1份（0～1 g蛋白质），叶类蔬菜1份（4 g蛋白质），水果1份（0～1 g蛋白质），肉、蛋、奶、大豆类4份（28 g蛋白质），油脂类3份（0 g蛋白质）。

6. 平衡膳食的原则：指南中推荐维持性血液透析患者膳食钾摄入量限制在2000～3000 mg，膳食调查发现其膳食钾摄入明显超量（表4-4-4），指导患者在保证热量充足的前提下，适当提高碳水化合物比例，粗细粮合理搭配。蘑菇、绿叶蔬菜、樱桃等新鲜水果含钾量较高，摄入过量会引起血钾升高，应减少摄入。

（二）指导患者认识高钾血症的危害及正确应用低钾饮食方法

1. 瓜果、蔬菜按照推荐量摄入，关注季节性蔬菜和水果摄入：血钾高时要评估是否与季节性的瓜果、蔬菜等食物摄入过多有关。春季新鲜食物中高钾的如樱桃、香瓜、菠萝、草莓、小西红柿、杏、菠菜、小水萝卜、野菜、口蘑，秋季食物中高钾的如榛子、松子、开心果、腰果、花生、西瓜子、核桃、葡萄干等坚果，另外，各种蘑菇类食物，比如口蘑、慈姑、金针菇、茶树菇、银耳、紫菜等秋季丰富的食物钾含量非常高。

2. 学会识别低钾食物（图4-4-3）：主食类食物如大米、挂面（精白粉）、面粉（富强粉）、糯米（江米）、玉米淀粉、大豆淀粉及其制品；富含优质蛋白的牛奶、鸡蛋等；瓜类蔬菜有丝瓜、黄瓜、冬瓜、黄瓜、西葫芦；绿豆芽、大白菜、柿子椒以及水果类的苹果、久保桃、鸭梨等为中、低含钾量食物。但高钾血症患者仍然应该注意控制摄入量，例如，牛奶含钾量约为130 mg/100 ml，假设全天摄入2袋牛奶（每袋约240 ml），则膳食钾的含量即达到约600 mg。

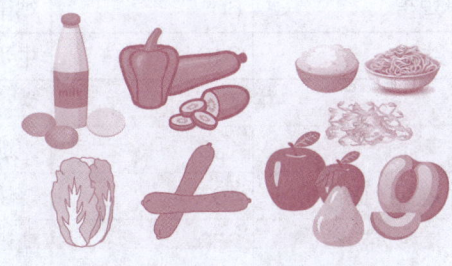

图4-4-3 低钾食物

3. 避免食用低钠盐（图4-4-4）：如今低钠盐在市场上很普遍，低钠盐含钾量为10～15 g/100 g。日常生活中如果出现不明原因的血钾升高，要检查最近是否无意中使用了低钠盐烹制食物。

4. 合适的烹饪方式可有效降控制血清钾浓度。双煮法

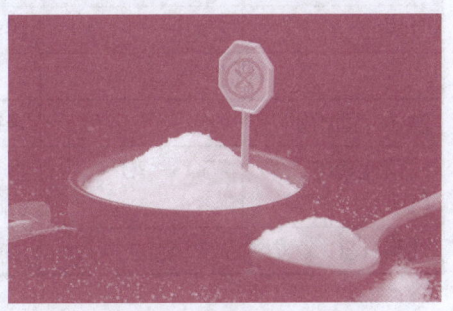

图4-4-4 避免食用低钠盐

（焯水-冲洗-焯水）可以有效去除食物中的部分钾。

5. 速食品、饮料零食中钾含量高，此类如浓茶、咖啡、大麦茶等饮料，海苔、坚果、薯片等，高钾血症患者尽量少吃或不吃。

6. 中草药中钾含量很高，需要注意。

（三）指导患者认识高磷血症、低蛋白血症的危害及正确饮食方法

腹膜透析过程中白蛋白、球蛋白、免疫球蛋白等均会有不同程度的丢失，腹膜炎时蛋白质丢失会成倍增加。如果饮食摄入的蛋白质不够，机体的肌肉就会分解，所以腹膜透析患者必须摄入足够"质"和"量"的蛋白质。指南推荐无残余肾功能的腹膜透析患者蛋白质摄入量为 1.0~1.2 g/（kg·d），有残余肾功能患者为 0.8~1.0 g/（kg·d）；摄入的蛋白质 50% 以上为高生物价蛋白，如鱼、瘦肉、鸡蛋、牛奶等。在全面评估患者营养状况后，可个体化补充复方 α-酮酸制剂 0.12 g/（kg·d）。

肾是清除磷的主要器官，透析患者普遍存在高磷血症。其不仅与心血管疾病的发生有关，还可加速血管钙化及转移性钙化，导致继发性甲状旁腺功能亢进、皮肤瘙痒等，而且会增加透析患者总死亡率。因此要向患者强调"控磷三要素"，嘱患者饮食上尽量选择低磷蛋白比的食物，比如鸡蛋清、鸡、鸭、草鱼、对虾、海参。

六、健康教育效果

健康教育 15 天后，请患者进行了 3 日饮食食谱记录（表 4-4-5），又复查了血生化指标，血钾降至正常范围（图 4-4-5）。

表 4-4-5　健康教育后 3 日膳食称重记录单

第 1 天（透析日 工作日）		第 2 天（透析日 工作日）		第 3 天（透析日 周末）	
食物	食物的量（g）	食物	食物的量（g）	食物	食物的量（g）
早餐		早餐		早餐	
馒头（面粉）	40	烧饼（面粉）	40	馒头（面粉）	50
鸡蛋	60	鸡蛋（白皮）	60	鸡蛋（白皮）	60
牛奶	240	牛奶	240	牛奶	240
午餐		午餐		午餐	
蒸米饭	130	米饭	130	米饭	130
馒头（面粉）	40	烧饼（面粉）	40	烧饼（面粉）	50
清炒西葫芦	250	醋溜绿豆芽	250	冬瓜丸子（猪里脊）	250 + 100
红烧鸡块	100	炖牛肉（前腿）	50	黄瓜	200
苹果	200	鸭梨	200		
晚餐		晚餐		晚餐	
馒头（面粉）	40	米饭	130	米饭	130
白菜炖猪肉（肥）	250 + 30	香菇肉片（肥瘦）	150 + 50	醋溜绿豆芽	250
油脂：30 g　盐：3 g　酱油：5 ml		油脂：30 g　盐：3 g　酱油：5 ml		油脂：30 g　盐：3 g　酱油：5 ml	

（续表）

以下由医师/护士计算后填写：				
第1天				
能量 1658.6 kcal	蛋白质 54.68 g	优质蛋白 31.54 g	碳水化合物 175.4 g	脂肪 86 g
钙 470.21 mg	磷 914.05 mg	钾 1572.42 mg	钠 1564.71 mg	水 1091.32 ml
第2天				
能量 1475.7 kcal	蛋白质 56.66 g	优质蛋白 31.57 g	碳水化合物 176.63 g	脂肪 65.31 g
钙 366.01 mg	磷 977.05 mg	钾 1140.52 mg	钠 1447.12 mg	水 1068.92 ml
第3天				
能量 1628.5 kcal	蛋白质 54.25 g	优质蛋白 28.02 g	碳水化合物 172.3 g	脂肪 83.51 g
钙 457.21 mg	磷 975.65 mg	钾 1404.52 mg	钠 1445.09 mg	水 1177.71 ml

注：食谱计算采用开同食谱计算器。

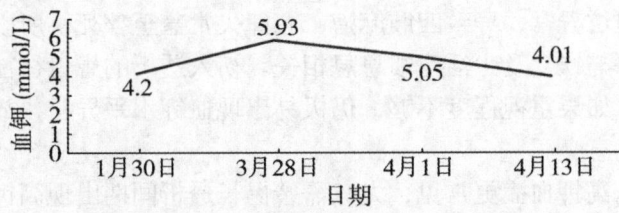

图 4-4-5　健康教育前后患者血清钾情况

七、护理体会

本案例中，分析患者血钾高的主要原因为：①喜食蘑菇类食物（口蘑、茶树菇、金针菇、鲜蘑等）及季节性水果樱桃；②缺乏食物含钾量的知识。腹膜透析液不含钾，并且透析过程中可以协助患者排出体内多余的钾，故在透析充分的情况下，腹膜透析患者不易造成高钾血症。但该患者喜食蘑菇类食物，口蘑钾含量 3106 mg/100 g，茶树菇钾含量 2165 mg/100 g，金针菇钾含量 610 mg/100 g，鲜蘑钾含量 312 mg/100 g。同时，3—4月国外樱桃大量上市，患者因缺乏低钾饮食相关知识，大量进食进口樱桃（钾含量 232 mg/100 g）后造成血钾升高。护理人员主要把握在保证总能量及总蛋白质的基础上减少高钾食物摄入这一关键点，指导患者减少含钾高食物的摄入。向患者发放食物成分查询表等学习材料，并告知患者每 100 g 食物钾含量大于 200 mg 则属于高钾食物，应尽量避免。向患者强调钾摄入过量后造成心脏停搏等严重后果及坚持服用降钾药物的重要性。通过医生、营养师、护士和患者的共同努力，患者正确用药、透析，及时纠正不恰当的饮食习惯，停止高钾食物的摄入，正确烹饪，半个月后血钾达到了预期目标。

【参考文献】

[1] 石汉平, 李薇, 齐玉梅, 等. 营养筛查与评估. 北京: 人民卫生出版社, 2014.
[2] 杨月欣, 王光亚, 潘兴昌. 中国食物成分表. 北京: 北京大学医学出版社, 2022.
[3] 刘曦, 刘杨晨, 吴一帆, 等. 运用肾病食物交换份法提高慢性肾脏病患者低蛋白饮食的依从性. 临床肾脏病杂志, 2014（8）: 510-512.
[4] 中国医师协会肾脏内科医师分会, 中国中西医结合学会肾脏疾病专业委员会营养治疗指南专家协作组. 中国慢

性肾脏病营养治疗临床实践指南（2021版）.中华医学杂志,2021,101（8）:539-559.
[5] 程改平,秦伟,刘婧,等.《KDOQI慢性肾脏病营养临床实践指南2020更新版》解读.中国全科医学,2021,24（11）:1325-1332.
[6] 中国维持性血液透析患者高钾血症管理指南工作组.中国维持性血液透析患者高钾血症管理指南.中国血液净化,2022,21（Suppl 1）:1-16.
[7] 中华医学会肾脏病学分会专家组.中国慢性肾脏病患者血钾管理实践专家共识.中华肾脏病杂志,2020（36）:781-792.

（陈欣欣　苏春燕）

小　结

血液透析患者常见急、慢性高钾血症，腹膜透析患者易合并低钾血症。无论高钾血症还是低钾血症，均可引起细胞膜电位异常，导致四肢麻痹、心律失常甚至猝死，所以透析患者的血钾管理至关重要。而患者血钾水平与饮食及生活习惯息息相关。初入透析的患者往往缺乏血钾管理知识。即便是透析龄较长的患者，如果重视程度不够，仍极易出现血钾水平异常，故膳食管理及健康指导对透析患者有着尤为重要的意义。

对于血液透析患者，高钾血症更常见，尤其需警惕长透析间期出现高钾相关心血管并发症。需要对患者进行充分的日常低钾饮食宣教，此外还可通过焯水后烹饪、辅助降钾药物等方式来避免高钾血症的发生，如出现危及生命的高钾血症，需紧急透析治疗。治疗期间，日常监测血钾也很重要，必要时还需关注有无心脏症状、心电图异常等。同时主张患者饮食规律，以避免高钾饮食带来的猝死风险。

对于腹膜透析患者，因腹膜透析液中不含钾，部分患者易出现低钾血症，而饮食限制较差的患者同时容易出现高钾血症，使得腹膜透析患者的血钾管理更为复杂。在充分评估患者血钾的前提下，对于顽固性低钾血症的患者，可适当口服药物或通过膳食调整进行补充。初始阶段需注意密切监测，避免医源性高钾的发生。顽固性高钾血症患者的处理原则同血液透析。

对透析患者血钾的管理要做到细致、精准。大部分患者通过膳食调整后，血钾水平异常都可以很快缓解。血钾管理是长期、缓慢的过程，需持续不断地监督宣教，维持患者血钾稳定。

（朱　丽）

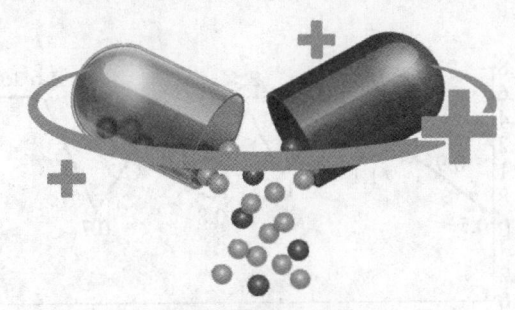

第五章

透析患者高尿酸血症的膳食案例分析及健康指导

第一节 一例血液透析患者高尿酸血症的膳食分析及健康指导

【摘要】本个案通过调查一位合并高尿酸血症伴痛风的维持性血液透析患者的饮食及生活习惯，结合实验室检查指标，分析其存在的问题，提出改善方案。该患者血液透析龄4年，进行血液透析联合血液灌流、血液透析滤过治疗，透析充分性达标。患者的主要问题为持续高尿酸血症，伴有轻度低蛋白血症。通过分析患者的饮食记录和生活习惯，发现该患者对终末期肾病的饮食知识缺乏，服药的依从性较差。护士就高尿酸血症及痛风的危害、低嘌呤饮食的营养指导、如何使用药物降尿酸等相关知识进行充分宣教，最终患者尿酸控制在目标范围，无痛风急性发作。

【关键词】高尿酸血症；痛风；血液透析

一、病例简介

（一）现病史

患者男性，57岁，7年前（2016年）因关节疼痛、尿蛋白阳性（+）就诊发现血肌酐升高（具体不详），后缓慢升高至800 μmol/L，于4年前（2019年）步行收入院并行首次血液透析治疗。

既往有"高尿酸血症""痛风"病史22年（2001年），间断口服别嘌醇、布洛芬、双氯芬酸等药物；高血压3年余，平素血压控制在（110~145）/（70~90）mmHg。否认药物过敏史；首次透析至今未出现透析器及管路过敏反应。生活规律，无吸烟史，有饮酒史，已戒酒11年。

透析血管通路史：2019年1月30日行左侧自体动静脉内瘘成形术，启用时间为2019年5月6日。2022年3月行血管彩超示流出道、静脉端狭窄，行球囊扩张术。

（二）近1个月主诉及病情变化

1. 主诉：膝关节和手部关节僵硬而不灵活。

2. 近1个月（2023年2月）透析前、后血压变化：血液透析治疗上机前血压波动在（110~145）/（70~90）mmHg；下机后血压波动在（110~139）/（60~79）mmHg。

3. 近1个月（2023年2月）超滤量（图5-1-1）

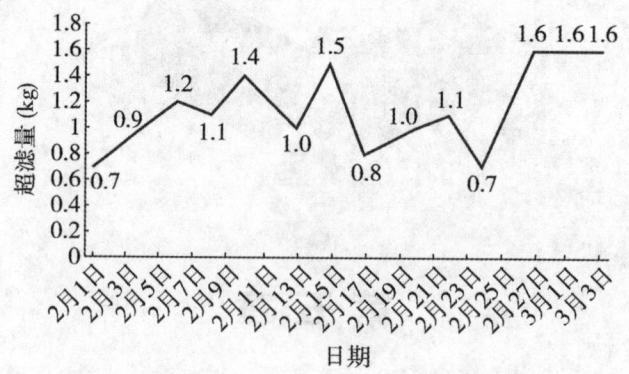

图 5-1-1 2023 年 2 月超滤量

4. 睡眠状态：有午睡习惯，时长 1～2 h；夜间睡眠间断，通常 22:00—23:00 入睡，3:00—4:00 醒来可继续入睡，5:50 醒来，平均夜间睡眠时长 5～6 h。

5. 二便情况：24 h 尿量 350 ml 左右，大便规律，1 次/天，正常形态。

（三）体格检查

体温 36.5℃，血压 130/84 mmHg，脉搏 81 次/分，呼吸 18 次/分，身高 160 cm，体重 53.6 kg。神清语利，颜面部及双下肢无水肿。

血管通路物理检查　视诊：皮肤完整性良好；血管走行平直，无红肿、破损、硬结及皮疹表现。触诊：双手皮温正常，吻合口及瘘体震颤良好，穿刺区域血管弹性良好。听诊：可闻及内瘘血管杂音弥漫、连续、低调、收缩期/舒张期均存在。举臂试验（−），搏动增强试验（−）。

（四）近 3 个月实验室检查（表 5-1-1）

表 5-1-1　2022 年 12 月—2023 年 2 月血生化指标

日期	血红蛋白（g/L）	白蛋白（g/L）	甘油三酯（mmol/L）	低密度脂蛋白胆固醇（mmol/L）	校正钙（mmol/L）	磷（mmol/L）	钾（mmol/L）	尿酸（μmol/L）
12 月 7 日	117	39.2 ↓	1.43	1.81	2.03 ↓	1.6 ↑	4.34	571 ↑
1 月 11 日	114	40.1	1.55	2.16	2.16	1.52 ↑	4.40	548 ↑
2 月 8 日	107 ↓	38.2 ↓	1.0	1.9	2.27	1.44	4.38	553 ↑
日期	T-CO_2（mmol/L）	CRP（mg/L）	iPTH（pg/ml）	Kt/V	URR（%）	铁蛋白（ng/ml）	转铁蛋白饱和度（%）	
12 月 7 日	21.4 ↓	3.43		2.1	78.379	197 ↓	31.7	
1 月 11 日	20.9 ↓	29.34 ↑	113.8 ↓	2.3	79.446			
2 月 8 日	22.9	3.91		2.2	78.773			

（五）辅助检查

1. 超声心动检查：二尖瓣反流（轻度）；左室舒张功能减低。
2. 人体成分分析仪（BCM）：水负荷（OH）为 1.3 L。

（六）诊断

慢性肾病 5 期

　　维持性血液透析

　　肾性贫血

　　高磷血症

代谢性酸中毒
继发性甲状旁腺功能亢进
高尿酸血症
痛风

（七）透析治疗方案

规律透析，HD：3次/周；血流速度：250 ml/min，透析液流速：500 ml/min；透析液处方：钠138 mmol/L、钙1.25 mmol/L、钾3.0 mmol/L、碳酸氢根35 mmol/L；抗凝方案：肝素注射液首剂10 mg，透析时静脉追加肝素5 mg/h，提前30 min停用；静脉药物：左卡尼汀1.0 g，3次/周，透析后静脉注射；促红细胞生成素4000 U，透析后2次/周。口服药物见表5-1-2。

表5-1-2 患者口服药物列表

药物作用	名称	剂量	用法
活性维生素D	骨化三醇	0.25 μg	1次/日
磷结合剂	司维拉姆片	800 mg	1次/日（中餐）
纠正酸中毒	碳酸氢钠片	1500 mg	1次/日
纠正贫血	叶酸片	10 mg	1次/日
利尿	呋塞米	80 mg	1次/日（非透析日）
降尿酸	非布司他	20 mg	1次/日（未规律服用）

二、营养评估

（一）人体测量

身高160 cm，体重53.6 kg，体质指数（BMI）21 kg/m²（正常），上臂围24.8 cm（正常），肱三头肌皮褶厚度13 mm（男性参考值：8.3 mm），上臂肌围20.72 cm（肌肉量轻度减少），握力19.5 kg（肌肉力量重度减少）。

（二）营养评分

主观综合营养评分（SGA）：轻中度营养不良（B）（图5-1-2）。

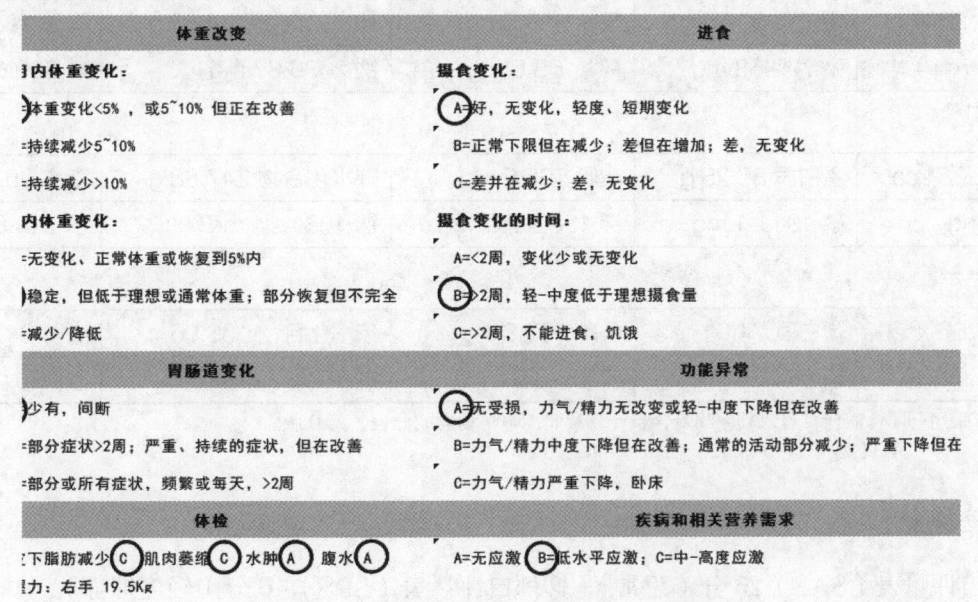

图5-1-2 患者主观综合营养评分（截图）

（三）膳食调查

根据当日实验室检查，对患者进行3日膳食称重记录法进行膳食调查（表5-1-3）。

表5-1-3　3日膳食称重记录单

第1天（非透析日）		第2天（透析日）		第3天（周末）	
食物	食物的量（g）	食物	食物的量（g）	食物	食物的量（g）
早餐		早餐		早餐	
馒头	100	面包圈	100	花卷	100
2个鸡蛋清	50	蜂蜜蛋糕	75	2个蛋清	50
午餐		午餐		午餐	
米饭	200	米饭	200	水饺15个：猪肉	210
白菜	100	黄瓜	100	水饺15个：面皮	120
酱猪肝	50	蒜肠	100		
晚餐		晚餐		晚餐	
米饭	200	油条	100	米饭	200
蒿子杆	100	羊肉	100	儿菜	100
鸡翅	100	豆腐	100	猪肝	100
苹果	150	鸭血	100	苹果	150
草莓	50	草莓	80	草莓	80
		蒿子秆、白菜	50＋50		
油脂：10g　盐：3g　酱油：6ml		油脂：10g　盐：3g　酱油：5ml		油脂：10g　盐：3g　酱油：6ml	
以下由医师/护士计算后填写：					
第1天					
能量 1228.86 kcal	蛋白质 59.25 g	嘌呤 506.5 mg	碳水化合物 189.36 g		脂肪 29.43 g
钙 251.78 mg	磷 709.68 mg	钾 1168.5 mg	钠 2036.67 mg		水 829.6 ml
第2天					
能量 1902.25 kcal	蛋白质 86.25 g	嘌呤 505.5 mg	碳水化合物 247.88 g		脂肪 65.06 g
钙 402.9 mg	磷 1011.1 mg	钾 1382.55 mg	钠 1831.14 mg		水 744.89 ml
第3天					
能量 1747.66 kcal	蛋白质 71.01 g	嘌呤 567.8 mg	碳水化合物 163.06 g		脂肪 94.02 g
钙 100.16 mg	磷 961.38 mg	钾 1513.9 mg	钠 1619.74 mg		水 760.1 ml

注：食谱计算采用开同食谱计算器，其中嘌呤含量计算参照《中国食物成分表》第6版。

三、心理评估

焦虑自评量表（SAS）25分（正常），抑郁自评量表（SDS）46分（轻度抑郁）。

四、健康教育问题

1. 心理问题：性格内向、积极主动型人格特征，受疾病影响，有轻度抑郁表现。
2. 知识缺乏：知道自己的疾病及部分诊断，但是对尿酸的正常范围、高尿酸血症及痛风的危害、降尿酸药物的药理作用、什么是含嘌呤高的食物等均不了解。
3. 营养评估分析

（1）人体测量：体型瘦小，BMI 为 21 kg/m^2（正常），透析间期体重增长＜干体重的 5%。

（2）问卷调查：轻中度营养不良。

（3）膳食调查：居家就餐为主，坚持限盐饮食（每日摄入 1.5~2.0 g 钠元素，或 3~5 g 食盐）。喜食动物内脏（猪肝）、火锅、水果。膳食调查第 3 日优质蛋白食品交换份摄入量 6~7 份，高于推荐量（4~5 份）。

（4）实验室检查：高尿酸血症、代谢性酸中毒、低白蛋白血症等。

五、健康指导

（一）能量和营养素推荐摄入量

1. 计算标准体重：[160（cm）－100]×0.9（kg）＝54（kg）。
2. 能量推荐在 30~35 kcal/（kg·d），根据患者的活动量、饮食史、合并疾病及应激状况进行调整，推荐每日能量摄入 1620~1890 kcal。
3. 蛋白质摄入推荐量为 1.0~1.2 g/（kg·d），合 54~65 g/d，其中至少 50% 来自优质蛋白。
4. 控制高嘌呤饮食的摄入：患者体型偏瘦，喜食动物内脏及火锅，均属于高嘌呤饮食类别，应用食物嘌呤含量表向患者进行了饮食指导，3 日膳食调查发现饮食每日嘌呤摄入量均超过 500 mg，合并痛风患者应严格限制高嘌呤食物（100 g 食物含嘌呤量＞150 mg），如尽量不吃沙丁鱼、海鲜、动物内脏、肉汤、火锅汤等，护理中反复叮嘱患者进餐时务必去汤食菜；对嘌呤中等量的食物（100 g 食物含嘌呤量 75~150 mg）控制摄入量和摄入频率；限制盐和果糖摄入量以及饮酒量，高尿酸血症与心血管疾病关系密切，指导患者平时注意低脂饮食，控制血糖、血压和高胆固醇血症。果糖能显著提高正常人的血尿酸水平，日常饮食中果糖的摄入主要来源于含糖饮料、甜食和水果，指导患者加以控制。
5. 保护残余肾功能：患者有一定的残余肾功能，应积极保护残余肾功能，避免使用肾毒性药物，控制透析间期体重增长。
6. 积极纠正代谢性酸中毒：患者前两次透析前碳酸氢根偏低，提高透析液碳酸氢根浓度，积极控制患者透析前二氧化碳结合力、碳酸氢根指标在正常范围。

（二）指导患者认识尿酸的正常值及高尿酸血症的危害

高尿酸血症是指在正常嘌呤饮食状态下，非同日 2 次空腹血尿酸男性和绝经后女性分别＞420 μmol/L、＞360 μmol/L（血尿酸 1 mg/dl≈60 μmol/L），尿酸升高会导致肾损伤，加快肾功能进展，促进冠心病、高血压、代谢综合征、肝病及痛风性关节炎的进展。一般认为非糖尿病肾病、高龄、营养不良的血液透析患者，透析前血尿酸≥540 μmol/L 时可在饮食宣教及生活方式调整无效后给予降尿酸药物治疗。合并糖尿病，尤其是同时合并心血管并发症的患者，透析前血尿酸水平应控制在正常范围。合并痛风患者建议控制血尿酸＜360 μmol/L，严重痛风（痛风石、慢性关节病变、痛风反复发作≥2 次/年）患者建议控制血尿酸＜300 μmol/L。单次透析血尿酸水平可下降 60% 以上，所以要保障透析充分性达标，建议每周透析 3 次者单室尿素清除指数（single pool clearance index, spKt/V）＞1.4。同时，积极控制与高尿酸血症相关的心血管疾病危险因素。

(三)患者食物类别的嘌呤含量（表 5-1-4）

表 5-1-4 食物嘌呤含量表（mg/100 g 可食部）

食物类	食物名称	鸟嘌呤	腺嘌呤	次黄嘌呤	黄嘌呤	总嘌呤含量
谷类及制品	面粉	13.7	11.2	0.2	0.7	26
	普通大米	18	16.4	0.1	Tr	35
	面包（带皮）	24.8	22.7	0.9	2.5	51
	面包（去皮）	24.4	23.1	0.6	1.5	50
	花卷	21.6	22.8	0.4	0.2	45
	馒头	14.5	12.5	0.3	0.1	27
	油饼	14.5	12.4	Tr	0.1	27
	挂面	11.6	9.3	0.2	0.3	21
	麻花	18.6	18.2	0.7	1.9	39
	黑米	41.8	19.7	1.2	Tr	63
	油条	9.4	10.0	Tr	0.1	19
	粽子	7.8	3.9	0.3	Tr	12
	烧饼	13.0	13.4	0.1	0.2	27
	粳米	16.1	14.6	Tr	0.4	31
	玉米面	5.4	5.8	0.1	0.3	12
	稻花香米	20.6	19.4	0.1	0.7	41
薯类，淀粉制品	地瓜	5.2	6.6	0.2	1.5	13
	粉条	1.1	1.0	0.1	Tr	2
干豆类及制品	干豆腐（南豆腐）	54.4	38.7	0.3	0.4	94
	水豆腐（北豆腐）	39.2	26.1	0.8	1.6	68
	豆制品	39.8	47.3	0.3	1.7	89
	熟豆浆（甜）	15.0	10.3	1.3	2.3	29
	绿豆	88.9	102.5	0.5	3.8	196
蔬菜类及制品	胡萝卜	6.5	5.7	1.8	3.0	17
	豆角	21.8	16.1	0.2	1.7	40
	黄豆芽	18.2	9.6	0.4	0.5	29
	南瓜	8.3	15.1	0.6	5.5	29
	西葫芦	7.8	9.8	0.2	2.5	20
	番茄	5.2	8.9	1.9	0.9	17
	茄子（紫、长）	6.0	4.0	1.4	2.0	13
	黄瓜	4.6	4.6	1.7	0.2	11
	尖椒	2.6	1.0	1.9	0.6	6
	青椒	2.2	1.2	1.6	0.6	6
	冬瓜	0.3	0.3	0.1	0.4	1
	大葱	12.2	15.0	Tr	3.4	31

（续表）

食物类	食物名称	鸟嘌呤	腺嘌呤	次黄嘌呤	黄嘌呤	总嘌呤含量
	西蓝花（绿）	13.4	12.8	3.7	28.2	58
	菜花（花椰菜）	12.4	13.2	3.1	12.3	41
	茴香	8.8	12.4	1.0	16.2	38
	香菜	8.1	11.1	0.3	1.5	21
	酸白菜（酸菜）	3.6	4.0	0.9	8.7	17
	大白菜	6.2	4.4	2.2	1.2	14
	大头菜	4.4	4.8	0.5	Tr	10
	芹菜（茎）	1.6	1.8	0.4	1.3	5
	莲藕	2.7	5.8	0.1	1.7	10
菌藻类	香菇（干、花菇）	141.4	208.4	3.3	3.7	357
	木耳（干）	68.9	87.5	6.1	3.8	166
	金针菇（鲜）	15.9	36.4	5.4	0.9	59
	紫菜（干）	170.1	196.8	47.7	0.7	415
	海带根	11.7	4.8	0.9	Tr	17
水果类及制品	香梨	1.6	1.6	0.7	0.7	5
	苹果	0.5	0.4	0.4	Tr	1
	桃	5.7	4.6	2.6	0.6	14
	樱桃	4.0	3.5	1.8	1.4	11
	巨峰葡萄	3.3	2.8	1.4	0.9	8
	蜜橘	1.5	2.1	Tr	5.3	9
	荔枝（干）	12.2	6.4	1.3	0.3	20
	菠萝	2.3	2.6	0.3	6.3	11
	大枣	1.6	5.9	1.3	4.4	13
	杨梅	4.0	4.7	0.4	0.4	10
	杏	1.4	2.3	0.7	0.3	5
	伊丽莎白瓜	3.5	3.2	Tr	Tr	7
	香蕉	3.2	3.1	0.4	Tr	7
	西瓜	3.1	2.2	0.4	0.2	6
坚果、种子类	松子（熟）	33.9	40.1	0.7	Tr	75
	核桃（熟）	12.8	15.0	0.2	12.4	40
	花生（熟）	31.2	37.7	0.1	16.5	85
	白芝麻（熟）	30.8	33.4	0.1	1.6	66
畜肉类及制品	猪肉	19.9	22.4	95.0	0.6	138
	牛肉	11.6	17.7	67.9	7.4	105
	红肠	14.4	16.7	61.8	1.2	94
	火腿肠	20.2	16.9	42.4	0.3	80
	牛肉干	20.2	25.4	77.5	4.3	127

(续表)

食物类	食物名称	鸟嘌呤	腺嘌呤	次黄嘌呤	黄嘌呤	总嘌呤含量
	驴肉（熟）	18.7	40.1	52.3	6.3	117
	兔肉（熟）	29.2	46.9	69.5	2.8	148
	狗肉（熟）	47.3	55.2	43.2	0.5	146
	羊肉	22.9	24.2	53.9	8.1	109
	烧鸭（熟）	23.4	25.0	31.4	8.0	88
	鸡肉	32.4	30.3	144.1	1.2	208
乳类及制品	牛奶	Tr	0.7	0.1	Tr	1
	酸奶	Tr	Tr	0.3	0.6	1
蛋类及制品	鸡蛋（熟）	1.2	0.1	0.1	Tr	1
	咸鸭蛋（熟）	0.2	Tr	Tr	Tr	Tr
鱼虾蟹贝类	鲅鱼	40.2	21.4	151.6	1.3	214
	鲫鱼	37.0	39.5	75.3	2.4	154
	青虾	68.9	57.9	14.0	39.1	180
	海鲈鱼	124.7	19.4	82.1	0.3	227
	鲟鱼（熟）	76.4	48.0	77.3	0.3	202
	泥鳅鱼	60.6	117.0	68.7	0.4	247
	草鱼（熟）	49.5	38.2	72.3	2.2	162
	沙丁鱼	16.3	11.4	54.5	0.2	82
	小龙虾	64.9	60.1	17.4	31.2	174
	河蟹（生）	18.2	119.7	9.0	Tr	147
	生蚝	93.7	105.6	82.2	0.4	282
	蚬子	58.8	85.6	31.3	4.6	180
	扇贝	37.4	124.7	72.0	0.8	235
	燕窝	4.1	3.0	1.0	2.0	10
	鱿鱼	7.5	12.8	196.2	27.9	244
速食食品	水饺（三鲜馅）	40.6	33.4	67.8	3.0	145
	方便面	18.6	16.8	0.2	Tr	36
	饼干	4.4	6.3	0.8	Tr	11
	薯片	11.8	12.6	5.9	1.5	32
	锅巴	30.8	22.2	11.4	8.9	73
	月饼	7.7	19.2	0.5	1.2	29
	雪碧	Tr	Tr	Tr	0.5	1
	可乐	Tr	Tr	Tr	Tr	Tr
	冰红茶	Tr	Tr	Tr	0.6	1
含酒精饮料	啤酒	4.3	1.5	0.9	2.5	9
	啤酒	3.9	1.8	0.3	0.8	7
	啤酒	3.6	2.2	0.2	0.7	7

(续表)

食物类	食物名称	鸟嘌呤	腺嘌呤	次黄嘌呤	黄嘌呤	总嘌呤含量
	啤酒	2.9	1.8	0.4	0.7	6
	啤酒	2.2	2.8	0.3	0.7	6
糖、果脯和蜜饯、蜂蜜类	红糖	0.6	3.7	0.8	Tr	5
	白糖	Tr		0.1		
	蜂蜜	Tr	Tr	0.2	Tr	Tr
油脂类	耗油	0.4	3.6	2.3	Tr	6
	大豆油	1.6	0.2	1.2	1.1	1.6
调味品类	海鲜酱油	26.1	18.0	9.2	5.0	58
	山西陈醋	1.4	5.3	1.6	3.5	12
	豆瓣酱	38.6	33.1	2.8	2.7	77
	鸡精	237.1	3.3	275.1	2.1	518
	酵母（干）	96.3	199.9	19.4	19.5	335
	番茄酱	0.5	0.6	5.5	Tr	7

（四）提高痛风患者的药物依从性

患者透析前血尿酸水平持续＞540 μmol/L且偶有痛风症状发作，遵医嘱规律服用降尿酸药物非布司他20 mg，每日1次。

患者开始认为血液透析就能清除血尿酸，拒绝服药。人体每天产生尿酸750 mg，其中2/3经肾排泄，血液透析患者因肾衰竭，尿酸排泄障碍；并且每周3次4 h的血液透析难以稳定清除体内产生的尿酸。对于严重痛风的患者，建议控制血尿酸＜300 μmol/L。因此，护理人员对患者进行了高尿酸血症导致的严重后果及服药的必要性指导：高尿酸血症是缺血性心脏病、脑卒中、心力衰竭等心血管事件及其死亡的独立危险因素，再者，患者已出现痛风相关关节畸形，所以本患者仍然需要使用降尿酸药物，将尿酸控制在目标范围并减少痛风发作。

六、健康教育效果

1. 3日膳食调查（表5-1-5）

表5-1-5 3日膳食称重记录单

第1天（透析日）		第2天（非透析日）		第3天（非透析日 周末）	
食物	食物的量（g）	食物	食物的量（g）	食物	食物的量（g）
早餐		早餐		早餐	
蜂蜜蛋糕	110	蜂蜜蛋糕	110	面包	128
鸡蛋	100	鸡蛋	100	鸡蛋	100
茶水	200	茶水	200	茶水	200
午餐		午餐		午餐	
米饭	210	面条	310	米饭	210
苦瓜	30	青椒	16	芹菜	32
香菇	33	西红柿	51	猪肉	50
猪肉	50				

(续表)

第1天（透析日）		第2天（非透析日）		第3天（非透析日 周末）	
食物	食物的量（g）	食物	食物的量（g）	食物	食物的量（g）
晚餐		晚餐		晚餐	
米饭	210	米饭	200	米饭	220
柿子椒	15	青椒	17	丝瓜	210
西红柿	48	猪肉	50	猪肝	25
猪肉	50				
油脂（茶油）：15 g 盐：3 g 酱油：6 ml		油脂（茶油）：16 g 盐：3 g 酱油：7 ml		油脂（茶油）：15 g 盐：3 g 酱油：6 ml	

以下由医师/护士计算后填写：

第1天

能量 1363.05 kcal	蛋白质 61.19 g	嘌呤 327.46 g	碳水化合物 188.71 g	脂肪 42.13 g
钙 215.9 mg	磷 817.36 mg	钾 1122.49 mg	钠 1553.56 mg	水 778.57 ml

第2天

能量 1374.44 kcal	蛋白质 53.0 g	嘌呤 247.95 g	碳水化合物 203.7 g	脂肪 39.9 g
钙 208.4 mg	磷 644.41 mg	钾 898.3 mg	钠 1605.13 mg	水 774.54 ml

第3天

能量 1367.75 kcal	蛋白质 57.96 g	嘌呤 365.23 g	碳水化合物 204.2 g	脂肪 36.95 g
钙 206.61 mg	磷 873.54 mg	钾 1058.72 mg	钠 1749.14 mg	水 915.28 ml

注：食谱计算采用开同食谱计算器，其中嘌呤含量计算参照《中国食物成分表》第6版。

2. 血实验室结果：严格低嘌呤饮食后1个月，复查了血生化指标（表5-1-6），尿酸降至目标范围（图5-1-3），同时在合理的营养指导下，白蛋白也有所改善，未出现营养不良。

表5-1-6 健康教育前后患者血生化指标对比

日期	血红蛋白（g/L）	尿酸（μmol/L）	白蛋白（g/L）	磷（mmol/L）	钾（mmol/L）	校正钙（mmol/L）	T-CO$_2$（mmol/L）
2月8日	107↓	553↑	38.2↓	1.44	4.38	2.24	22.9
3月23日	110	285	40.5	1.45	4.41	2.21	22.5

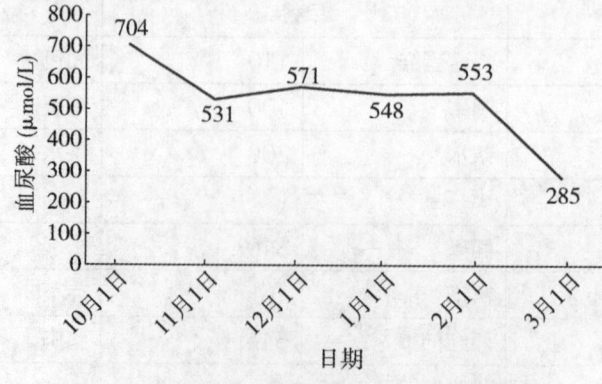

图5-1-3 健康教育前后患者血尿酸水平对比

七、护理体会

本案例中,护理人员主要把握了提高药物依从性和减少动物内脏摄入两个关键点,指导患者改善生活和饮食习惯。分析患者血尿酸升高的主要原因为:①缺乏血液透析患者尿酸控制的相关知识;②喜好动物内脏等肉类食物;③药物依从性差。通过护理人员和患者的共同努力,患者认真服药,减少了动物内脏的摄入,保持规律透析,1个月后饮食记录中的嘌呤摄入量由平均526.6 mg减至平均313.5 mg,复查血尿酸指标达标,代谢性酸中毒指标也得到了改善,通过自身行为的改变,也改变了患者抑郁的心境。但是,在控制嘌呤过程中,患者蛋白质摄入不足,应继续给予患者饮食指导。

【参考文献】

[1] Dabers T, Weckmann G, Chenot J F, et al. Management of patients with CKD in clinical practice. Dtsch Med Wochenschr, 2017, 142(17): 1290-1298.
[2] 陈香美. 血液净化标准操作规程. 北京: 人民卫生出版社, 2021.
[3] 中国医师协会肾脏内科医师分会. 中国肾脏疾病高尿酸血症诊治的实践指南(2017). 中华医学杂志, 2017, 97(25): 1927-1936.
[4] 杨月欣. 中国食物成分表标准版. 6版. 北京: 北京大学医学出版社, 2019.
[5] 王柳雯, 李萍华, 汤日祥. 维持性血液透析患者血尿酸水平与心血管疾病的相关性. 海南医学, 2017, 28(9): 1413-1415.

(赵敬娜 罗莉)

第二节 一例腹膜透析患者高尿酸血症的膳食分析及健康指导

【摘要】本个案通过调查一位原发病为慢性肾炎的维持性腹膜透析患者的饮食及生活习惯,结合实验室检查指标,分析其存在的问题,提出改善方案。该患者透析龄3年,进行持续不卧床腹膜透析(CAPD),患者的主要问题为持续高尿酸血症,同时伴有高磷血症。通过分析患者的饮食记录和生活习惯,发现该患者对终末期肾病的饮食知识缺乏,服药的依从性较差。护士就高尿酸血症的危害、如何降低高嘌呤饮食的摄入、药物降尿酸等相关知识进行指导,使患者提高对降低血尿酸重要性的认识,积极配合,患者高尿酸血症有明显改善。

【关键词】腹膜透析;高尿酸血症;饮食中的嘌呤含量

一、病例简介

(一)现病史

患者男性,36岁,5年前(2018年)发现尿蛋白阳性,未诊治,4年前因头晕、胸闷,测血压最高210/120 mmHg,查血肌酐996 μmol/L,存在高钾、酸中毒、低钙血症、高磷血症,尿常规提示尿蛋白3+,尿潜血2+,为进一步诊治于2020年5月11日步行收入院,并首次腹透置管行腹膜透析治疗。首次透析至今未出现腹膜炎。

既往史、个人史:腹膜透析前有吸烟史,近期吸烟每2天3支左右。有饮酒史,夏季喜饮啤酒,每周3~5次,每次200~250 ml。腹膜透析以来仍间断(出差时约1次/周)饮白酒、啤酒，白酒摄入量每次 250 ml，啤酒摄入量每次 1500 ml。

腹膜透析管通路史：3 年前行腹膜透析置管，启用时间为 2020 年 5 月 20 日。

（二）近 1 个月主诉及病情变化

1. 主诉：无特殊不适。
2. 近 1 个月（2023 年 3 月）家庭血压、门诊血压变化：家庭血压波动在（140~145）/（90~95）mmHg；门诊血压波动在（145~150）/（90~100）mmHg。
3. 近半年平均超滤量、每个月平均尿量（图 5-2-1）

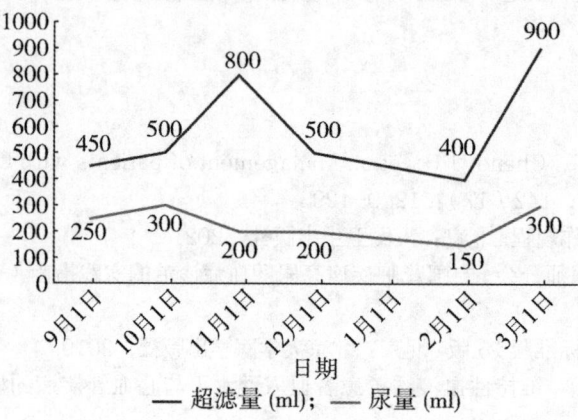

图 5-2-1　2022 年 9 月—2023 年 3 月超滤量和尿量

4. 睡眠状态：睡眠佳，晨起精神好；平均夜间睡眠时长 6~7 h。
5. 二便情况：24 h 尿量 200~300 ml，色淡黄。大便规律，1 次 / 天，正常形态。

（三）体格检查

体温 36.4 ℃，血压 115/61 mmHg，脉搏 66 次 / 分，呼吸 17 次 / 分，身高 163 cm，体重 76.8 kg。神清语利，颜面部及双下肢轻度对称性可凹性水肿。透析通路物理检查：腹膜透析置管出口处良好。

（四）近 3 个月实验室检查（表 5-2-1）

表 5-2-1　2023 年 1—3 月血生化指标

日期	血红蛋白（g/L）	白蛋白（g/L）	甘油三酯（mmol/L）	低密度脂蛋白胆固醇（mmol/L）	钙（mmol/L）	磷（mmol/L）	钾（mmol/L）	尿酸（μmol/L）
1 月 30 日	123 ↑	40.4	—	—	2.31	2.11 ↑↑	4.16	558 ↑
2 月 27 日	132 ↑	40.8	0.95	1.71 ↓	2.28	1.54 ↑	4.09	602 ↑
3 月 29 日	134 ↑	40.6	—	—	2.24	1.45	4.28	565 ↑

日期	血糖（mmol/L）	T-CO$_2$（mmol/L）	CRP（mg/L）	iPTH（pg/ml）	Kt/V	Ccr [L/(1.73 m^2·w)]	铁蛋白（ng/ml）	转铁蛋白饱和度（%）
1 月 30 日	4.7	26.9	23.18 ↑	—	—	—	—	34.9
2 月 27 日	4.6	28.3	11.46 ↑	138.3 ↓	—	—	133.1 ↓	—
3 月 29 日	4.3	28.5	10.06 ↑	—	1.34 ↓	40.4 ↓	—	—

（五）辅助检查

人体成分分析仪（BCM）：水负荷（OH）4.0 L。

（六）诊断

慢性肾病 5 期
  维持性腹膜透析
  高尿酸血症
  高磷血症
  肾性高血压
  肾性贫血
双肾囊肿
肥胖症

（七）透析治疗方案

CAPD：1.5% 葡萄糖腹膜透析液 2000 ml×2，2.5% 葡萄糖腹膜透析液 2000 ml×1。口服药物见表 5-2-2。

表 5-2-2　患者口服药物列表

药物作用	名称	剂量	用法
降压	硝苯地平控释片 盐酸阿罗洛尔 沙库巴曲缬沙坦钠片	30 mg 10 mg 50 mg	1 次 / 日 1 次 / 日 1 次 / 日
磷结合剂	碳酸镧片	500 mg	3 次 / 日
纠正贫血	罗沙司他 琥铂酸亚铁 叶酸	150 mg，100 mg，150 mg 200 mg 5 mg	3 次 / 周 1 次 / 日 2 次 / 日

二、营养评估

（一）人体测量

身高 163 cm，体重 76.8 kg，体质指数（BMI）28.9 kg/m^2（肥胖）。上臂围 31.3 cm（正常），肱三头肌皮褶厚度 6.5 mm（男性参考标准：8.3 mm），上臂肌围 29.3 cm（正常），右手握力 39.8 kg（正常）。

（二）营养评分

主观综合营养评分（SGA）：营养好（A）；简易机体功能评价（short physical performance battery，SPPB）：12 分（正常）。

（三）膳食调查

根据当日实验室检查，对患者使用 3 日膳食称重记录法进行膳食调查（表 5-2-3）。

表 5-2-3　3 日膳食称重记录单

第 1 天（透析日）		第 2 天（透析日）		第 3 天（透析日）	
食物	食物的量（g）	食物	食物的量（g）	食物	食物的量（g）
早餐		早餐		早餐	
粳米	250	玉米饼	75	豆浆	300
酸菜	50	鸡蛋	100	猪肉（肥瘦）	75
猪肉（肥瘦）	100	油条	50	白菜	75
		甜面酱	5	鸡蛋白	25

（续表）

第1天（透析日）		第2天（透析日）		第3天（透析日）	
食物	食物的量（g）	食物	食物的量（g）	食物	食物的量（g）
午餐		午餐		午餐	
烤肠（火腿肠）	150	白米饭	100	白米饭	100
白米饭	150	圆白菜	100	白菜	100
酸菜	50	冬瓜	100	豆腐	50
		海虾	100		
晚餐		晚餐		晚餐	
羊肉（肥瘦）	250	羊肉（羊排）	150	（炒饭）鸡蛋	50
娃娃菜	100	白米饭	100	米饭	100
粉条	100	炒面	100	油菜	10
白豆腐	100	生菜	50	猪肉（肥瘦）	100
菠菜	50				
藕	25				
油麦菜	50				
油脂（花生油）：10 g　盐：5 g 酱油：10 ml		油脂（花生油）：20 g　盐：5 g 酱油：10 ml		油脂（花生油）：15 g　盐：5 g 酱油：10 ml	

以下由医师/护士计算后填写：

第1天				
能量 2005 kcal	蛋白质 109.89 g	嘌呤 768 mg	碳水化合物 226.01 g	脂肪 95.2 g
钙 412.75 mg	磷 1374.3 mg	钾 1507.85 mg	钠 3594.46 mg	水 1019.78 ml
第2天				
能量 1744.95 kcal	蛋白质 89.99 g	嘌呤 480.5 mg	碳水化合物 229.02 g	脂肪 56 g
钙 354.65 mg	磷 1085.1 mg	钾 1551.4 mg	钠 3076.05 mg	水 673.79 ml
第3天				
能量 1251.25 kcal	蛋白质 49.44 g	嘌呤 304.95 mg	碳水化合物 67.65 g	脂肪 88.91 g
钙 220.65 mg	磷 673.2 mg	钾 858.15 mg	钠 2272.15 mg	水 698.8 ml

注：食谱计算采用开同食谱计算器，其中嘌呤含量计算参照《中国食物成分表》第6版。

三、心理评估

焦虑自评量表（SAS）35分（正常），抑郁自评量表（SDS）36分（正常）。

四、健康教育问题

1. 体液过多：颜面部及双下肢轻度对称性可凹性水肿，尿少；液体摄入量大于排出量。由于工作应酬原因，外出就餐较频繁。

2. 知识缺乏：忽视高尿酸血症，对嘌呤含量高的羊肉、猪肉、甜面酱、火腿肠、虾未限制食用，对患者进行健康指导，并遵医嘱增加药物治疗，非布司他40 mg，1次/日，以降低尿酸水平。

3. 营养评估分析

（1）人体测量：体型偏胖，BMI为28.9 kg/m²（肥胖）。

（2）问卷调查：营养状况良好。

（3）膳食调查：饮食结构不合理，外出就餐多，蛋白质有时摄入不足，水、盐控制差，油脂摄入频率高，高嘌呤食物摄入比例高。

（4）实验室检查：高尿酸血症、高磷血症。

五、健康指导

（一）能量和营养素推荐摄入量

1. 计算标准体重：[163（cm）－100]×0.9（kg）＝56.7（kg）。

2. 能量摄入：青年男性，体型肥胖，正常工作，经常出差（轻中度活动强度），推荐能量摄入量为35 kcal/（kg·d），推荐每日能量摄入1800～2000 kcal。

3. 蛋白质摄入推荐量为1.0～1.2 g/（kg·d），合57～68 g/d，其中至少50%来自优质蛋白，合28～34 g/d。

（二）控制嘌呤饮食

患者经常出差（2周/月），出差期间饮白酒每次250 ml或啤酒每次1500 ml，居家期间不饮酒。调查居家3日膳食发现嘌呤摄入量波动在304.95～768 mg，第一天饮食嘌呤含量高，与晚餐吃火锅摄入的肉汤汁及蘸酱料、猪肉、羊肉、豆腐等有关，当日磷摄入量（1374.3 mg）超出推荐摄入量800～1000 mg。限制酒精摄入，严格戒饮各种酒类，尤其是啤酒和黄酒；限制摄入高嘌呤食物（100 g食物含嘌呤量＞150 mg），如动物内脏、脑、肠子、海鱼、贝壳、虾类；控制摄入嘌呤中等量的食物（100 g食物含嘌呤量50～150 mg），如牛肉、羊肉、猪肉、烤肠、豆类及豆制品（豆浆）、油脂类（花生油、芝麻油）；适当摄入去皮的白肉，如鸡肉、鸭肉、鹅肉。提倡健康饮食，主食应以细粮为主，不宜食用粗粮；适量食用低脂、脱脂奶制品、富含n-3多不饱和脂肪酸的鱼类、豆类及豆制品；多摄入低嘌呤食物（100 g食物含嘌呤量＜50 mg），如米、面及其制品（馒头、面条）、马铃薯、甘薯、蛋类、油脂类（植物油、黄油）；并鼓励患者每日摄入500 g的新鲜蔬菜，其中绿叶类蔬菜250 g，瓜类蔬菜250 g，以平衡营养素，忌口煲汤、菜汤等，并建议减少外出就餐和点外卖频次。

患者体型肥胖，应用标准体重计算热量摄入的推荐量（图5-2-2），在控制嘌呤膳食基础上，运动康复十分必要。为患者制定了早期、渐进、综合、持续的运动康复指导，并根据运动频率、运动强度、运动类型、运动时间制定了运动处方，应注意运动前充分评估运动风险，运动后适当补充水分。指导戒烟并嘱避免被动吸烟。

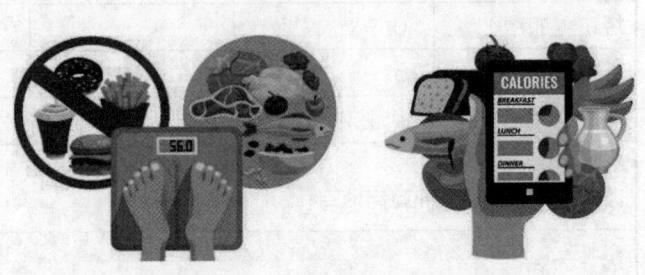

图5-2-2 饮食热量控制

（三）增加透析充分性

腹膜透析治疗的透析充分性指标是每周Kt/V（尿素清除指数）1.7以上，每周肌酐清除率在50～60 L/1.73 m²。增加透析充分性，保护残肾功能，患者透析充分性为1.34，不达标，增加腹透液剂量由3袋/天改为4袋/天，有效清除尿毒症毒素；增加蛋白质摄入，需根据患者的实际情况全面评估，制定合理的个体化透析方案，以达到充分透析和营养需求之间的动态平衡，提高患者的生活质量，延长生存期。

六、健康教育的效果

1. 1个月后对患者进行膳食调查(表5-2-4),对健康指导前后进行了对比,发现饮食中嘌呤、钠和脂肪摄入明显减少,蛋白质摄入达到标准,每日磷含量摄入没有达到标准要求,能量摄入不足,需要进一步指导饮食结构。

表5-2-4 3日膳食称重记录单

第1天(透析日)		第2天(透析日)		第3天(透析日)	
食物	食物的量(g)	食物	食物的量(g)	食物	食物的量(g)
早餐		早餐		早餐	
粳米粥(粳米)	100	牛奶	250	牛奶	250
粳米粥(水)	200	馒头	100	玉米糕	100
鸡蛋	50	鸡蛋	50	鸡蛋	50
烙饼(标准粉)	150				
午餐		午餐		午餐	
粳米饭(蒸)	150	粳米饭(蒸)	150	粳米饭(蒸)	150
甜椒(灯笼椒,柿子椒)	50	豆腐(北豆腐)	150	豆角	50
马铃薯(土豆,洋芋)	100	芹菜茎	50	菠萝(凤梨)	100
茄子	50	鸭肉	100	白菜	100
				猪肉(瘦)	50
晚餐		晚餐		晚餐	
牛肉(瘦)	100	蒜苗	50	粳米饭(蒸)	150
羊肉(瘦)	100	粳米饭(蒸)	150	菠菜(赤根菜)	100
大白菜	100	黄瓜	50	西红柿	50
豆腐	50	猪肉(瘦)	100	鸡蛋	50
烧饼(加糖)	50			牛肉	100
芝麻酱	25				
油脂:30g 盐:3g 酱油:10ml		油脂:30g 盐:3g 酱油:5ml		油脂:30g 盐:3g 酱油:5ml	

以下由医师/护士计算后填写:				
第1天				
能量 1724.8 kcal	蛋白质 84.23 g	嘌呤 414.5 mg	碳水化合物 216.72 g	脂肪 62.06 g
钙 591.96 mg	磷 1194.3 mg	钾 1885.02 mg	钠 1763.52 mg	水 940.74 ml
第2天				
能量 1370 kcal	蛋白质 81.27 g	嘌呤 384 mg	碳水化合物 131.55 g	脂肪 59.15 g
钙 629.11 mg	磷 1052.65 mg	钾 1480.62 mg	钠 1676.54 mg	水 904.07 ml

（续表）

第3天				
能量 1420.2 kcal	蛋白质 70.5 g	嘌呤 342 mg	碳水化合物 167.7 g	脂肪 56.77 g
钙 525.76 mg	磷 1017 mg	钾 1844.72 mg	钠 1651.33 mg	水 926.03 ml

注：食谱计算采用开同食谱计算器，其中嘌呤含量计算参照《中国食物成分表》第6版。

2. 血实验室结果：控制尿酸摄入后1个月，复查了血生化指标（表5-2-5），尿酸明显下降，总Kt/V较前有所提高。患者血尿酸近半年变化见图5-2-3。

表5-2-5 健康教育后生化指标

日期	血红蛋白（g/L）	尿酸（μmol/L）	白蛋白（g/L）	磷（mmol/L）	钾（mmol/L）	钙（mmol/L）	T-CO₂（mmol/L）	Kt/V
3月29日	134↑	565↑	40.1	1.45	4.28	2.24	28.5	1.34↓
4月26日	116	260	41.2	2.07↑↑	4.81	2.14	28.1	1.61↓

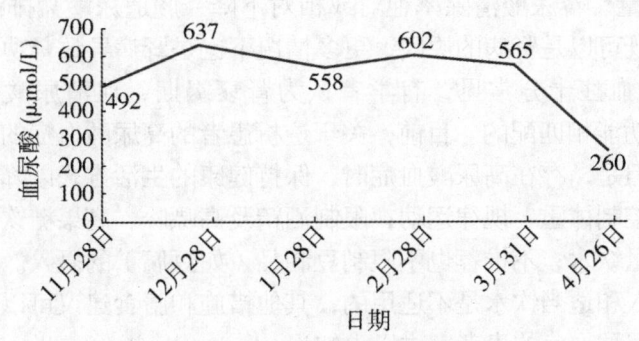

图5-2-3 健康教育前后尿酸指标

七、护理体会

本案例中，护理人员主要把握了指导患者生活方式及药物调整两个关键点。分析患者血尿酸升高的主要原因为：①外出就餐多，饮食结构不合理；②对尿酸指标，以及限制嘌呤饮食的饮食教育未予重视；③血尿酸引起的并发症相关知识缺乏。通过护理人员和患者的共同努力，患者认真服药，尽量减少了外出就餐，控制高嘌呤食物的摄入，1个月后血尿酸达到了预期目标。

【参考文献】

[1] 陈叶，罗琰琨. 生物电阻抗法评估血液透析患者的蛋白质能量消耗. 中国血液净化，2021，20（6）：391-394.

[2] 杨月欣. 中国食物成分表标准版. 6版. 北京：北京大学医学出版社，2019.

[3] WS/T 557—2017 慢性肾脏病患者膳食指导.

[4] 中国医师协会肾脏内科医师分会. 中国肾脏疾病高尿酸血症诊治的实践指南（2017）. 中华医学杂志，2017，97（25）：1927-1936.

[5] 方宁远，吕力为，吕晓希，等. 中国高尿酸血症相关疾病诊疗多学科专家识（2023年版）. 中国实用内科杂志，2023，43（6）：461-480.

[6] 中国医师协会康复医师分会肾康复专业委员会. 我国成人慢性肾脏病患者运动康复的专家共识. 中华肾脏病杂

[7] 中国医师协会肾脏内科医师分会，中国中西医结合学会肾脏疾病专业委员会营养治疗指南专家协作组. 中国慢性肾脏病营养治疗临床实践指南（2021版）. 中华医学杂志，2021，101（8）：539-559.
[8] 陈香美. 血液净化标准操作规程. 北京：人民卫生出版社，2021.

（赵敬娜　罗　莉）

小　结

高尿酸血症是嘌呤代谢紊乱所引起的代谢异常综合征。2019年《中国高尿酸血症与痛风诊疗指南》指出：无论男性还是女性，非同日2次血尿酸水平超过420 μmol/L，称为高尿酸血症。而2017年《中国肾脏疾病高尿酸血症诊治的实践指南》中定义高尿酸血症为：在正常嘌呤饮食状态下，非同日2次空腹血尿酸男性和绝经后女性分别＞420 μmol/L、＞360 μmol/L。高尿酸血症的原因包括尿酸盐生成过量、肾尿酸清除率绝对或相对下降、肠道尿酸盐排泄减少或上述机制的叠加。所以，高尿酸血症既可以是肾病的原因，更多情况下也是肾病导致肾功能下降后的结果。

透析患者的高尿酸血症十分常见，有学者认为肾衰竭期，血清尿酸盐浓度＜714 μmol/L（12 mg/dl）是与其肾功能相匹配的。目前，关于透析患者的高尿酸血症的危害及何时需要药物治疗并没有统一的认识。但是，存在高尿酸血症时，保持健康的生活方式以降低血尿酸是必要的。对一般人群的建议包括：控制体重、规律运动；限制酒精及高嘌呤、高果糖饮食的摄入，鼓励奶制品和新鲜蔬菜的摄入及适量饮水；不推荐也不限制豆制品（如豆腐）的摄入。这其中，对透析患者而言，鼓励新鲜蔬菜的摄入和适当饮水是不适用的，其他措施和膳食建议可以采用。血液净化中心护理人员有必要向存在高尿酸血症的患者宣讲以上知识。

在健康生活方式的宣教基础上，透析患者何时启动降尿酸药物治疗尚不明确。2019年《中国高尿酸血症与痛风诊疗指南》建议：无症状高尿酸CKD2期以上患者血尿酸≥480 μmol/L时启动降尿酸药物治疗，目标是将尿酸控制于360 μmol/L以下。但2017年《中国肾脏疾病高尿酸血症诊治的实践指南》提出：非糖尿病肾病、高龄、营养不良的血液透析患者，透析前血尿酸≥540 μmol/L时可在饮食宣教及生活方式调整无效后给予降尿酸药物治疗。笔者更加同意后者的方案。因为2019年指南将透析患者与非透析慢性肾病（CKD）患者视为一体，未将透析患者单独考虑。若按此标准，几乎所有透析患者都需要降尿酸药物。实际上，透析患者高尿酸血症与不良预后的关系尚缺乏有力的证据。临床工作中，透析患者往往在尿酸水平更高（如≥540 μmol/L）时，才开始启动药物治疗。而且需要注意的是，国内可获得的、透析患者可以使用的降尿酸药物只有非布司他，建议自20 mg/d起始，最大剂量为40 mg/d。

（武　蓓）